助产超声

Midwifery Ultrasound

主编 李胜利　袁　鹰　罗丹丹

科学出版社

北　京

内 容 简 介

本书系统阐述了助产超声的理论和临床相关知识，全书分为 7 章，包括超声物理基础与超声仪器原理；产科超声检查概论；正常胎儿超声解剖与测量；多普勒技术在产前诊断和临床处理的应用；胎儿生长异常与母胎血流监护；胎盘、脐带与羊水异常；产时超声。本书既有实用的助产超声相关理论，又有丰富的临床实践经验，讲解系统，图文并茂，实用性强，能够帮助读者切实提高超声诊断水平，适于各级医院超声科医师、助产士、产科医师、产科护士等阅读参考。

图书在版编目（CIP）数据

助产超声 / 李胜利, 袁鹰, 罗丹丹主编. -- 北京：科学出版社, 2025.3.
ISBN 978-7-03-081417-3

Ⅰ. R717

中国国家版本馆CIP数据核字第2025HW5516号

责任编辑：郭　颖 / 责任校对：张　娟
责任印制：师艳茹 / 封面设计：龙　岩

科 学 出 版 社 出版
北京东黄城根北街 16 号
邮政编码：100717
http://www.sciencep.com
三河市春园印刷有限公司印刷
科学出版社发行　各地新华书店经销
*
2025 年 3 月第 一 版　开本：787×1092　1/16
2025 年 3 月第一次印刷　印张：13
字数：316 000
定价：128.00 元
（如有印装质量问题，我社负责调换）

编者名单

主　　编　李胜利　袁　鹰　罗丹丹

编　　者　李胜利　梁美玲　廖伊梅　罗丹丹

　　　　　秦　越　文华轩　袁　鹰　曾　晴

编者单位　深圳市妇幼保健院超声科

☆☆☆ 前 言

在生命孕育的奇妙旅程中，超声技术如同一盏明灯，照亮了医学工作者探索胎儿健康与孕产妇安全的道路。随着现代医学的飞速发展，超声影像学已成为助产领域不可或缺的核心技术之一。它不仅为临床决策提供了精准的影像学依据，更在降低出生缺陷、优化分娩管理、保障母婴安全中发挥着不可替代的作用。

近年来，我国对助产技术的规范化与高质量发展提出了更高要求。2024年国家卫生健康委发布的《开展助产技术医疗机构基本标准》明确指出，超声技术是助产机构的核心能力之一，需覆盖早、中、晚孕期全周期的检查需求，包括胚胎发育评估、胎儿结构筛查、胎盘功能监测等关键环节。这一标准的颁布，不仅体现了超声技术在围生医学中的战略地位，也为临床实践提供了明确的规范框架。

助产士在支持妇女妊娠、分娩和产后发挥着至关重要的作用，是助产医疗机构的不可或缺的组成。学习超声技术能显著提升助产士的诊断、管理能力，提高母婴安全和服务质量。国内为数不少的医学院校护理学专业设立了助产方向，并开展了超声相关的课程，以培养这方面的专门人才。本书的编写，旨在系统梳理助产超声的理论与实践，为产科医师、助产士及超声医师提供一本兼具科学性与实用性的参考用书。

本书内容紧密结合国内外最新指南与临床实践。从基础理论到高级应用，涵盖了早孕期妊娠囊定位、中晚孕期胎儿解剖和生长发育评估及产时超声等全流程技术要点。例如，针对中晚孕期胎儿生长发育评估，本书详细解析了胎儿经丘脑横切面、腹围横切面、股骨长轴切面等关键切面的标准化扫查方法，同时，还特别纳入了多普勒超声在胎儿血流动力学评估中的应用，以及产时超声在分娩助产中的重要作用，力求呈现技术的多样性与前沿性。

本书的编写凝聚了多位产科超声专家与临床助产士的智慧，力求理论与实践并重。每一章节均附有典型影像图谱及示意图，帮助读者直观理解复杂概念。我们期待，这本《助产超声》能成为助产领域从业者的案头工具，为提升我国出生人口质量、推动围生医学的规范化发展贡献一份力量。

尽管我们已精心编撰，但仍可能存在疏漏之处。诚挚希望老师和同学们及其他读者朋友不吝指正，以便我们持续修正和改进。

李胜利

深圳市妇幼保健院　主任医师

南方医科大学　博导

目　录

☆ ☆ ☆ ☆

参考文献

请扫二维码

第1章
超声物理基础与超声仪器原理

第一节 超声物理基础

医学影像检查方法的基本原理是：首先对身体系统施以某种形式的能量进行扰动，其次就机体对该扰动的反应进行信息收集，最后根据所收集的信息进行分析并以图像的方式展示出来。因此，为了更好地理解检查方法及提取影像资料中的相关信息，我们有必要首先认识一下其中的物理学原理。

一、超声波的定义

振动在空间传播成为波。波有机械波和电磁波两大类。超声成像中所使用的能量属于声波机械能，其通过使传播介质中的粒子发生振动而传播（图 1-1-1）。这意味着声波在没有粒子的空间中是不能传播的。传声介质是能够传递声波的物质，是具有质量和弹性的物质，包括各种气体、液体、固体，都是传声介质。机械波的传播方式有横波和纵波两种方式，而声波的传播主要以纵波的形式进行传播。描述声波的参数有：波长（λ），频率（f），周期（T），振幅（A），以及传播速度（c）。这些参数之间相互转换关系是：

$$\lambda = c\,T$$
$$f = 1\,/\,T$$

机械波因频率不同而分为次声波、声波和超声波。通常把频率高于可听声频率范围（20 000Hz）的机械波称为超声波（ultrasonic wave），有时简称为超声（ultrasound）。而超声成像所用的医用声源振动频率一般为 1 ～ 10MHz，常用 2.5 ～ 5.0MHz。

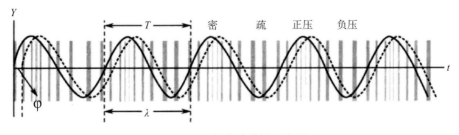

图 1-1-1　超声波传播示意图

二、超声波的发生

超声诊断仪通常借助探头（probe）发射和接收超声波。医用成像的超声波是由压电元件通过压电效应生成的，常见的压电元件有天然晶体（石英）、压电陶瓷（锆钛酸铅）或有机压电薄膜（PVDF）等。压电效应是指在力的作用下（压力或负压力），压电元件的一对面上产生电场，其符号（正、负）相反。所加的力愈大，电场强度亦愈大；反之则小。或者，在电场的作用下，压电元件产生如同外力作用下的改变，或增厚，亦可减薄（电场反向时）。所加的电场强度越大，厚薄的变化亦越大。凡加力后产生电场的变化，称正压电效应；而加电场后产生厚度的变化，称逆压电效应。

声场，指声波传播时能量分布的空间（图 1-1-2）。探头发出的超声波在较小的立体角内呈指向性传播，称为声束。其中心轴线称为声轴，为声束传播的主方向。声轴周围半声压（－3dB）点包络线间的距离称为声束宽度。探头连续发射非聚焦声束，其直径随传播距离的增加而缓慢减小，但是达到某点后开始迅速增大。此点与换能器间为近场区，此点远侧为远场区。近场的长度 L 与探头的形状和发射超声波的波长有关。

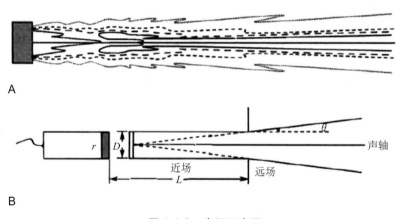

图 1-1-2　声场示意图

A. 声场（声束）能量分布剖面示意图，显示近场区的复杂性和非均匀性，较远场区规则但有声束扩散；主瓣周围分布旁瓣。B. 近场、远场和扩散角（θ）

三、超声波在人体中的传播

超声波可以在人体组织中传播是超声成像的前提，而其与人体组织间发生的各种相互作用是超声成像的基础。

（一）超声波的传播

超声波在同种介质中呈直线传播。其传播速度，即声速，是由传播介质的弹性及其密度所决定的。声波在空气中的传播速度最低，在固体中传播速度最高。而在非均质的介质中，例如人体，声速的影响因素将变得十分复杂。描述组织自身不均质性对声波传播能力影响的参数是组织的声阻抗（acoustic impedance，Z），其是由介质的密度及声速计算得出的（$Z = \rho \times c$）。

（二）超声波的反射与散射

两种声阻抗不同的组织接触面称为界面。接触面大小称为界面尺寸，尺寸小于波长时称为小界面，反之称为大界面。大界面对入射超声波可产生反射现象，而小界面对入射超声波主要产生散射现象。反射现象是器官轮廓成像的基础，而散射现象是器官内部细小结构成像的基础（图 1-1-3）。

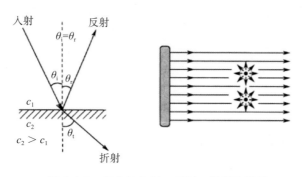

图 1-1-3　超声的入射、反射、折射和散射

θ_i. 入射角；θ_r. 反射角；θ_t. 折射角；c_1、c_2. 介质的声束

（三）超声波的衰减

声束在介质中传播时，因小界面散射与大界面的反射，以及声束的扩散和软组织的吸收等原因，将造成超声的衰减。以反射为例，在界面两侧介质的声阻抗基本相同时透射程度是最大的，而反射则是可以忽略的。而当两侧介质的声阻抗相差很大的时候，反射的程度最大。例如，在两种软组织间的界面：肌肉与脂肪，仅有 1% 的声能被反射。而在空气与软组织间的界面上，几乎为完全反射（99.9%）。这也是为什么超声检查时需要在患者体表涂抹耦合剂的原因。涂抹在体表的耦合剂可以消除探头与身体之间的空气，从而克服这种声阻抗的差异。

四、超声成像的分辨力

分辨力是评价图像空间分辨本领与清晰度的重要参数。通常首先关注的是空间分辨力，此外，还有时间分辨力、对比分辨力等。

1. 空间分辨力（spatial resolution）　仪器能够区分两个相邻反射体最小距离的能力称为空间分辨力。空间分辨力应是三维方向的分辨力，包括如下内容。

（1）轴向分辨力（axial resolution，AR）：能够分辨沿声束传播方向上两个相邻回声源最小距离的能力称为轴向分辨力，亦称纵向分辨力，主要由空间脉冲长度（spatial pulse length，SPL）决定（图 1-1-4）。

$$AR = SPL/2 = n\lambda/2 = n/2f$$

（n = 扫描线数；λ = 波长；f = 频率）

通常，超声成像的一个短脉冲包含 1 ~ 2 个波，声束的扫描线数为 4 ~ 5 条。可见超声波的波长越短，频率越高，分辨力越高。

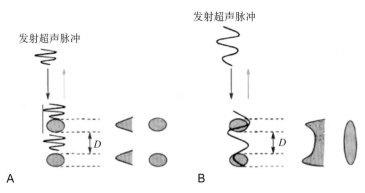

图 1-1-4　轴向分辨力

A. 超声脉冲长度 < 2D，两个距离为"D"的相邻界面不会重叠，可以被分辨；B. 超声脉冲长度 > 2D，两个距离为"D"的相邻界面重叠，不能被分辨

（2）侧向分辨力（lateral resolution，LR）：能够分辨垂直于扫查平面且与声束垂直方向的两个回声源最小距离的能力称为侧向分辨力，侧向分辨力亦称度分辨力。

若两个紧邻回声源距探头的距离相等，而两者之间的距离又比声束的宽度小，它们的回波就会出现在同一个位置，发生重叠，仪器不能区分它们的空间位置（图 1-1-5）。因此，最小的侧向分辨距离约等于声束在扫查方向上的宽度。侧向分辨力在不同深度有所差别。为了提高侧向分辨力，必须对声束聚焦，使声束变细。

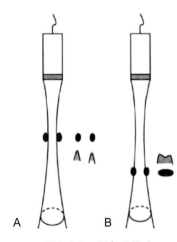

图 1-1-5　侧向分辨力

A. 声束厚度小于同一深度两个界面与声束扫查平面垂直的最小距离，两个界面能够被分辨；B. 声束厚度大于同一深度两个界面与声束扫查平面垂直的最小距离，两个界面回声重叠，不能被分辨。聚焦区的声束窄，侧向分辨力好

与侧向分辨力相似的另一维度的分辨力称横向分辨力（transverse resolution），在线阵和凸阵探头，是指与扫查平面平行方向上能够分辨两个相邻回声源最小距离的能力。

2. 时间分辨力（temporal resolution）　是指能识别图像变换的最短时间，是帧频的倒数。而帧频又取决于脉冲重复频率（pulse repetition frequency，PRF）和单帧频扫描线数。PRF 越高，单帧频扫描线数越低，帧频越高，时间分辨力越好。对检测运动功能和血流动力学的细微变化至关重要。

3. 对比分辨力（contrast resolution）　是显示和分辨不同灰阶（明暗程度）的能力。超声仪器将回声强度以灰阶显示于屏幕，并在一侧显示相对应的灰阶标记。但是人的视觉的对比分辨力仅 8 ～ 10 个灰阶。

五、多普勒效应

多普勒效应是一种物理现象，当声源与探测器之间存在相对运动时即会出现多普勒效应，其主要表现为所探测到的声波频率与声源的频率不一致。由于物体的运动速度将会叠加到声波传播的速度上，因而频率的改变与物体的相对运动方向有关。如果声源与探测器之一保持静止，探测到的频率在二者相近时增加，而在相离时降低。

多普勒原理的数学方程式为：

$$f_d = 2f_o \times v \times \cos\theta / c$$

（f_d：多普勒频移；f_o：发射频率；v：血流速度；θ：声束与血流夹角；c：超声波在介质中的传播速度）

实际应用中 f_o 即为探头频率；c 为超声波在人体软组织中的平均传播速度，为1540m/s。多普勒频移与声速成正比。为获得最大血流信号，应使声束与血流方向尽可能平行（θ 角尽量小）。

多普勒效应可以用于血流及组织活动的测量，判断有无血流，以及组织的活动、活动方向及活动速度。多普勒效应也是彩色多普勒超声血流成像的理论基础。

六、人体组织回声强度

人体组织回声强度取决于组织内部的界面构成及其声学特征。根据临床超声诊断和声像图描述的需要，对人体组织回声的强度进行分级。

（一）回声强度

强回声（strong echo），达到灰标最亮端亮度的回声。

高回声（hyperecho，high level echo），亮度介于强回声与等回声之间。

中等水平回声（medium level echo）亦称等回声（isoechogenicity），亮度相当于灰标中段。

低水平回声（low level echo），也可称低回声（hypoechogenicity），亮度介于无回声与等回声之间。

弱回声（dark hypoecho，weak echo），比低回声更暗，接近无回声。

无回声（anechogenicity），相当于灰标的最暗端。

（二）人体组织的回声强度

人体组织回声强度的一般规律为：骨骼＞肾窦＞胰腺＞肝、脾实质＞肌肉＞肾皮质＞肾髓质（肾锥体）＞血液＞胆汁和尿液。部分组织的回声见表1-1-1。

组织回声的强弱与其内部不同构成部分的声阻抗差别有关。与X线成像的密度概念无关。在病理组织中，结石、钙化回声最强；典型的淋巴瘤呈弱回声，甚至接近无回声，肝组织纤维化或细胞内脂肪浸润可使其回声增高。某些组织（如肌肉和肌腱等）的回声强度还与声束的入射方向有关。因此，对组织的回声特征判断，必须综合分析。

表 1-1-1　部分人体组织的回声强度

回声强度	人体组织
强回声	骨骼、肺等含气组织
高回声	多数器官的包膜、囊肿壁、肾窦、肝血管瘤
等回声	肝、脾实质、甲状腺、乳腺、睾丸实质
低回声	肌肉、皮下脂肪、淋巴结
弱回声	流动缓慢的血液、液体内的组织碎屑
无回声	正常的胆汁、尿液、脑脊液、玻璃体

第二节　超声仪器原理

在超声成像发展初期，仿照 X 线与 CT 的成像原理，人们也曾对超声透射及断层成像进行过研究，但均未获得明显的进展，因而目前超声成像所使用的是超声反射成像方法。应用这一成像技术所制造的超声诊断仪是由多个具有不同功能的组件构成的，整个工作流程始于超声信号的发射与接收，在将这些信号处理分析之后，最终成像于显示器之上。

一、超声仪器的结构组成

超声诊断仪的基本结构是由探头、发射电路、接收电路、显示器和记录器组成的。其中探头是超声仪器的核心部件。

（一）探头的结构

超声探头又称超声换能器，是超声诊断仪器中发射和接收超声波的器件，其中的核心是振元。超声探头既可以把电能转换成声能向人体内发射超声波，又可以接收体内反射和散射回来的声波，把声能转换为电能，进入接收电路放大处理，形成图像。许多材料可用于制作换能器的振元，其中最传统和最有代表性的是压电陶瓷。一个标准超声换能器的主要组件包括外壳、电子联件、压电元件、背衬材料、声透镜及声阻抗匹配层。

（二）探头的类型

1. 单晶片/双晶片笔式探头　此类探头由一个晶片或两个晶片组成，前者多用于 A 型扫描，后者多用于连续多普勒扫描。

2. 机械扫描探头　将一个或几个组合聚焦单探头，安装在一个盛有耦合剂液体的容器内或导管的前端，用微电机带动，使其摆动或旋转。仪器工作时，探头发出的声束在探查区域内扫描，将接收的每一条回声信号线按扫描顺序组合，得到一个扫查面的回波，处理后成为二维切面图像。

3. 电子扫描探头

（1）线阵探头：线阵探头由许多尺寸很小的压电晶片等间隔地排列成一条直线（阵列），用于生成垂直于换能器表面的平行扫描线，因而该种换能器的视野是矩形的。线阵换能器一般用于浅表结构和血管的成像，因而工作频率通常高于 4MHz。其广泛用于血管、小器官及肌肉骨骼系统的超声检查之中。

（2）凸阵探头：这种换能器与线阵的相似，但是换能器表面呈弧形，因而视野宽广且深度不一。凸阵换能器的工作频率低于线阵，通常为 3.5MHz，且最适于深部组织的成像。其主要用于腹部及产科检查。

（3）相控阵探头：相控阵换能器与线阵换能器相似，均为平面换能器，且内部阵子相邻排成一行。相控阵换能器与线阵和凸阵换能器的最大区别是声束经电子导向而形成图像。因此，相控阵换能器具有凸阵换能器样的宽阔视野。而相控阵换能器由于具有小巧且视野广的特点而常用于心脏部位的检查。

（4）1.5 维 /2 维阵探头：此类探头是先进的电子扫描探头。晶片呈多阵列矩阵排列。可以在垂直于扫描平面的方向上实现声束聚焦，使扫描声束更细，切面层厚更薄。侧向分辨力更高。用这种探头，还可以进行实时容积扫描，实现实时三维成像。

二、超声仪器的成像原理

在超声成像的发展历史中，先后出现过多次技术飞跃，使超声成像能力逐步提升至现今的水平，如 A 型超声、B 型超声、M 型超声、D 型超声、三维超声及弹性超声成像技术等。

（一）超声成像技术

1. A 型超声　该类型超声成像技术为振幅调制，属于一维波形图，以超声的传播和反射时间为横坐标，以反射波幅为纵坐标，以波的形式显示回声图。界面两侧介质的声阻抗差越大，回声的波幅越大，当声阻抗差为零时，则呈现无回声段。目前仍可应用在脑中线、眼球、胸腔积液、心包积液、肝脓肿的探测。

2. B 型超声　简称"B 超"，该类型超声成像技术为辉度调制，属于二维切面图（图 1-2-1）。其工作原理与 A 型基本相同，都是应用回声原理作诊断，在切面声像图上，以回波的幅度调制光点亮度，并以一定的灰阶编码显示，所以称为切面灰阶图。如果对回波幅度进行彩色编码显示（color code display），则称为切面彩阶图，这是一种伪彩色显示法。B 型超声已基本取代 A 型，同时 B 型超声又是其他超声诊断的基础。M 型、频谱多普勒、彩色多普勒血流成像均需在 B 型的二维图像基础上获取，以更好地了解其回声来源。

3. M 型超声　该类型超声成像技术为一维超声，是 B 型诊断仪的一种特型，采用辉度调制，在水平偏转板上加入一对慢扫描锯齿波，其横坐标表示时间，纵坐标表示距离（图 1-2-2）。目前多用于心脏检查。

4. D 型超声　该类型超声成像技术即为多普勒超声，包括多种成像技术，可无创观察人体血流及组织的运动速度和方向等信息。

（1）脉冲多普勒（pulsed wave Doppler，PW）：采用单个换能器，在很短的脉冲期发射超声波，利用发射与反射的间隙接收频移信号。具有距离选通能力，也就是说可以准确地定位诊断。主要缺点是所测流速值受脉冲重复频率（PRF）限制，不能准确测量高速血流。PRF 是指单位时间内发射脉冲波的次数。一个脉冲波激发一组超声波发射到人体组织中，经过一定的时间后，第二个脉冲波又激发一组超声波发射到人体中，以此方式进行血流信号的检测。多普勒频移值如超过奈奎斯特（Nyquist）频率（1/2PRF）时，产生曲线混叠，其高峰削平而移至基线对侧。

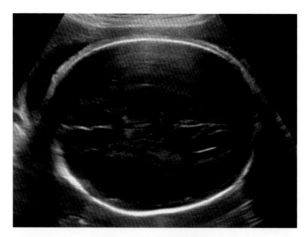

图 1-2-1　B 型成像

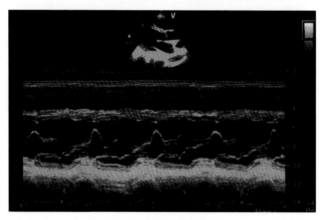

图 1-2-2　M 型成像

（2）连续多普勒（continuous wave Doppler，CW）：采用两组换能器，分别发射超声波和接收其反射波。不受深度限制，原理上无速度限制，可测高速血流。缺点是无距离选通功能，沿声束出现的血流和组织运动多普勒全部被接收显示出来，取样线上的符号标记仅表示声束与血流的焦点。连续多普勒主要用于高速血流的定量分析。

（3）高脉冲重复频率多普勒：实际上是介于脉冲多普勒和连续多普勒之间的一种技术，它测量的最大血流速度比脉冲多普勒扩大了 3 倍，明显提高了它的量程，但对深部较高速的血流仍然不够。它对异常血流定位的准确性又不如脉冲多普勒。另外，它的频谱质量也较脉冲多普勒差。高脉冲重复频率多普勒主要用于血流速度较高的正常或轻度病理情况。

（4）彩色多普勒血流成像（color Doppler flow imaging，CDFI）：用伪彩色编码技术来显示血流影像，是 CDFI 的基本原理。采用红、蓝、绿三基色，三色相混将产生二次色。红色表示血流朝向探头方向；蓝色表示血流背离探头方向；绿色、五彩镶嵌表示湍流。颜色的辉度与速度成正比。彩色多普勒血流成像所显示的最大血流速度的彩色图像十分清晰，与 M 型、二维超声和频谱多普勒超声结合，可获得可靠的诊断信息。

（5）彩色多普勒能量图（color Doppler energy，CDE）：CDFI 能反映血流速度、加速

度和方向变化，但这些信息受探测角度的影响较大。与 CDFI 有所不同，CDE 则提取和显示多普勒信号的第三种参数：能量信号强度。其频移能量强度主要取决于取样中红细胞相对数量的多少。CDE 所显示的参数不是速度而是血流中与散射相对应的能量信号。CDE 能够显示较完整的血管网，特别是对微小血管和弯曲迂回的血管更易显示；能有效地显示低速血流甚至平均速度为零的灌注区。

（二）超声仪器的调节使用

1. B 型超声的调节使用

（1）增益：调整图像灵敏度，可以在 30 ～ 90dB 之间变化，一般在 50dB 左右。

（2）聚焦：可选择聚焦区数目，以取得观察区清晰图像。

（3）深度：在可能的深度范围内增加或减小深度，图像出现增大或缩小变化。

（4）时间增益补偿：一般具有 8 个滑动钮，每个钮对应于一定的深度，分别调节某一深度回波信号的强度。一般设置在中心位置。

（5）动态范围：调节图像的对比分辨力，压缩或扩大灰阶显示范围。一般情况下，腹部超声检查设置的动态范围比心脏超声检查的动态范围大。

2. 多普勒超声的调节使用

（1）探头频率选择：二维超声和多普勒超声所要求的最佳发射频率之间存在差别。为了获得满意的二维图像，应尽可能选择高频率的探头，而为了获得满意的多普勒频谱记录，则应尽可能选择低频率的探头。建议采用多频探头，用高频进行二维超声检查，然后利用低频进行多普勒超声检查。

（2）多普勒增益：过高过低均会影响图像显示，原则上是在频谱和彩色多普勒血流显示清楚下尽可能减少噪声信号。

（3）壁滤波：高速血流用高通滤波，低速血流用低通滤波。壁滤波一般用于频谱多普勒的调整。

（4）速度范围：根据所检测血流速度的高低选择相应的多普勒频谱速度和彩色速度。

（5）取样容积：长度有 1 ～ 10mm 的调整范围，原则是在不影响流速定位的情况下，应尽可能增大取样容积的长度（有利于增加信噪比）。

（6）基线：用于增大脉冲式多普勒和彩色多普勒技术的流速测量范围。基线移位的最大范围为两倍的 Nyquist 频率极限，也就是说，可使流速测量的范围增大一倍。在 CDFI 中，基线位于红蓝两色谱的中央，利用基线移位功能，可增大单向血流速度，并克服折返现象。改变基线向上，使其向红色标尺方向调节，结果显示（负向频移）蓝色增多，反之则红色增多。

（三）超声伪像

超声波在人体传播过程中，由于超声的物理特性、人体界面的复杂性、仪器性能、探查技术等因素，可能造成超声图像与实际病理解剖结构不一致的情况，称为超声伪像。超声医师应熟悉常见的超声伪像以免造成不必要的误诊。

1. 混响伪像　该伪像出现的原因是由于声束扫查体内平滑大界面时，部分能量返回探头表面之后，又从探头的平滑面再次反射第二次进入体内。实际上属于多次反射伪像中的一种。多见于膀胱前壁、胆囊底、大囊肿或其他无回声区域的前壁后方。

2. 镜像伪像 亦可称为镜面折返虚像（图 1-2-3）。声束遇到深部的平滑镜面时，反射回声如测及离镜面较接近的靶标后，按入射途径反射折回探头。此时，在声像图上所显示者，为镜面深部与此靶标距离相等、形态相似的图像。镜像伪像必须在大而光滑的界面产生，常见于横膈附近。

3. 折射伪像 亦称棱镜效应。产生折射伪像的原因是声束发生方向改变，造成界面回声在声像图上的位置偏移（图 1-2-4）。如经腹壁横切面扫查时可能形成两个腹主动脉伪像。

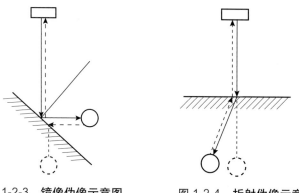

图 1-2-3　镜像伪像示意图　　　　图 1-2-4　折射伪像示意图

4. 声影 是指在常规时间增益补偿正补偿调节后，在组织或病灶后方所显示的回声低弱甚或接近无回声的平直条状区（图 1-2-5）。是由于超声波传播路径上遇到较强衰减体所致。高反射系数物体（如气体）、高吸收系数物体（如骨骼、结石）后方具有声影，二者兼具则声影更明显。

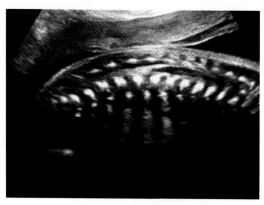

图 1-2-5　声影伪像

该图可见脊柱后方的声影伪像

5. 后方回声增强 声束向深部传播时不断衰减，为使图像显示均匀，可通过时间增益补偿（time gain compensation，TGC）系统进行调节。后方回声增强是指在常规调节的 TGC 系统下所发生的图像显示效应，而不是声能量在后壁被其他物理能量所增强的效应。此效应常出现在囊肿、脓肿及无回声区的后壁。

6. 回声失落伪像 亦称切线伪像。当入射声束与界面夹角足够大时，因反射声波不能回到探头（回声失落），产生边缘声影（edge shadow）（图 1-2-6）。如囊肿侧壁后方细窄的弱回声带；细管状结构的横切面声像图呈现无侧壁的"小等号"（"="）状等。

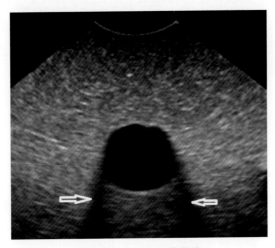

图 1-2-6　回声失落伪像

7. 旁瓣伪像　是指第一旁瓣成像重叠效应。声源所发射的声束具有一个最大的主瓣，一般处于声源中心，其轴线与声源表面垂直。主瓣周围有对称分布的数对小瓣，称旁瓣。旁瓣重叠于主瓣上，形成各种虚线或虚图。旁瓣效应常在检查膀胱、胆囊、横膈等结构时发生。

8. 部分容积效应　当病灶尺寸小于声束束宽，或虽然大于束宽但部分处于声束内的时候，则病灶回声与正常组织的回声相互重叠，即可产生部分容积效应。多见于小型液性病灶。

第 2 章
产科超声检查概论

超声成像具有安全、无创、便携、易用、价格便宜、实时成像等优势，是重要的医学影像检查方式。超声显像应用于产科观察胎儿并诊断胎儿疾病已有半个多世纪，最初超声检查的目的仅仅是为了确定是否妊娠、胎儿是否存活、孕龄大小、单胎或多胎、羊水多少、胎盘情况等。今天，它已成为诊断胎儿畸形不可缺少的影像诊断工具。超声显像不仅能对胎儿解剖结构进行评价，而且能实时地观察到胎儿在宫内的运动、行为以及评估胎儿血流动力学变化特征。三维超声的发展，能将胎儿表面轮廓非常逼真地展现在人们面前，结束了千百年来人们无法"看到"母腹中胎儿"真面目"的历史。

在超声出现以前，胎儿先天畸形在分娩前诊断出来是不可能的，只有在流产后或出生后才能被发现。由于人们的无知，把出生一个畸形儿当成一种不祥的预兆，或者认为是某种厄运即将降临的先兆。即使在现代科技高度发达的今天，许多人仍然把怀上畸形胎儿当作是一件不光彩或见不得人的事而不敢启齿。实际上，许多畸形在神学及传说中已有具体体现，例如，人体鱼序列征是传说中美人鱼的雏形，而前脑无裂畸形的独眼畸形是传说中独眼巨人的原型。

近30年来产科超声不断发展，产科临床发生了革命性的变化，对胎儿生理及胎儿畸形的发生、发展有了更深刻的了解。也正是因为产科超声的飞速发展，较为完整的胎儿疾病谱已为人们所认识，并能在产前做出正确的诊断与及时治疗。因此，以往认为胎儿只不过是母体器官一部分的观念正逐渐改变，现在把胎儿作为患者来对待这一新的概念随之进入了产科临床，并已被广泛接受。

第一节　产科超声检查的时机与适应证

目前虽然还没有公开发表的证据表明超声不会导致胎儿畸形，但对于孕早期超声检查的应用，人们普遍持谨慎态度，对产前超声检查的次数与时间，不同国家也有所不同。在一些国家，90%～100%的孕妇在孕期至少进行一次超声检查，例如在英国的格拉斯哥和苏格兰，产前超声检查为常规检查，平均每个孕妇接受2.8次超声检查。在德国整个妊娠过程中常规要进行3次超声检查，时间分别在9～12周、19～22周及29～32周。

在我国沿海经济较发达地区，产前超声检查已成为孕期常规检查，且在孕期至少能进行一次常规超声检查。但是，在一些经济不发达的边远地区，还远未能普及规范化的产科超声检查。

在笔者所在医院，产科超声检查是产前常规检查项目，来院检查的每个孕妇孕期至少应进行 3 次产科超声检查，并推荐孕妇在第 11 ~ 13^{+6} 周进行孕早期 NT 检查及孕早期严重结构畸形筛查、第 20 ~ 24 周进行一次详细系统的胎儿畸形筛查。根据笔者的经验和文献报道，在月经龄 10 周内，若无异常临床表现可不做超声检查。建议所有孕妇在月经龄第 11 ~ 13^{+6} 周进行第一次超声检查，月经龄第 20 ~ 24 周，进行第二次超声检查。在月经龄第 32 ~ 36 周进行第三次超声检查，对胎儿生长发育情况再次评估，同时观察那些到孕晚期才能表现出来的胎儿畸形。第一、二次超声检查对所有孕妇均非常重要，因为在此两次时期可发现大多数胎儿严重结构异常，为临床进行适当产科处理提供依据，降低围生儿的病死率。

有下述指征者均应进行有针对性的超声检查：

（1）双胎妊娠或多胎妊娠，根据不同绒毛膜性质，依据指南规定，密切监测胎儿宫内情况。

（2）实验室检查有阳性发现者，如 AFP 升高或降低的，β-hCG 升高，游离雌三醇升高，妊娠相关蛋白阳性等。

（3）既往妊娠有结构畸形胎儿出生者，如先天性心脏病。

（4）父母亲有遗传性疾病或家族遗传史者。

（5）母亲孕期有感染史，如风疹、巨细胞病毒感染等。

（6）母亲有糖尿病或其他疾病者。

（7）有明显的致畸因素者，如服用过可能致畸的药物、接触过放射线、接触过毒物等。

（8）可疑胎儿死亡者。

（9）可疑胎儿宫内生长迟缓。

（10）可疑羊水、胎盘异常者。

（11）胎儿先露、胎位的确定。

（12）月经不规则者孕龄的估计。

（13）胎儿生长、胎儿体重评估等。

（14）子宫颈成熟度的诊断。

（15）羊水穿刺定位。

（16）子宫大小与妊娠时间不相符。

（17）盆腔肿物。

（18）可疑异位妊娠。

（19）胎儿宫内状态的生物物理评价。

（20）确定胎儿畸形的随诊观察。

第二节　产科超声检查仪器

仪器分辨力的高低，直接关系到超声图像质量及诊断结果。现代实时超声诊断仪一般都能满足产科超声检查的基本要求，如测量双顶径、头围、腹围、股骨长、肱骨长等，以及发现较严重的胎儿畸形，如无脑畸形等。但如果要对胎儿细微解剖结构的显示与观察（如显示胎儿食管），进行详细系统的胎儿畸形检测，尤其是少见畸形或细小畸形或颜面部畸形等的检测则建议采用现代高分辨力超声仪器检查。对于胎儿先天性心脏畸形建议使用高分辨力彩色多普勒血流显像仪来检测。

探头频率的选用原则，一般在能满足穿透力的情况下尽可能使用频率较高的探头，以提高图像分辨力。在产科进行胎儿检查时，一般使用 3 ～ 5MHz 探头。现在有些仪器，可以常规使用 6MHz 探头检查胎儿，其穿透力可达 30cm，完全满足胎儿超声检查的深度要求，且分辨力高。有些仪器的 10MHz 以上探头的穿透力可达 8 ～ 10cm 深，对某些细微结构显示更清楚。

第三节　某些重要术语

以下术语在产科和超声检查时常易混淆，在实际使用过程中应注意区别，避免误用。

一、生存能力

胎儿的生存能力是指胎儿在子宫外能够生存的能力。这一术语不能随意使用，因为即使在妊娠后期，超声显示亦不能完全肯定其在宫外的生存能力。此时，建议使用胎儿或胚胎存活来描述。如果胎儿已死亡，则应使用胚胎或胎儿死亡来描述。

二、胚胎龄的推算

1. 受精龄　是胚胎发育的确切时间，在胚胎学中，胎儿的胎龄按受精龄推算，即根据卵子和精子的结合时间推算，一个正常成熟胎儿的受精龄为 38 周（266 天）。

2. 胎龄（fetal age）　胎龄即受精龄。确切胎龄一般来说是不可知的，除非人工授精。粗略估计是按末次月经推算的月经龄减两周即为胎龄或受精龄。

3. 性交龄　根据性交时间计算，比受精龄多 0.5 ～ 1 天。

4. 月经龄（menstrual age）　根据受孕前末次月经的时间推算，从月经第一天算起。比胚胎实际发育时间（即受精龄）一般多 14 天左右，一个正常成熟胎儿的月经龄约为 40 周（280 天）。

5. 孕龄（gestational age）　与月经龄是同义词，临床上可通用。在胚胎学中的胎龄是受精龄，在产科与超声诊断中的孕龄一般采用月经龄。

6. 胚（embryo）　指受精后的前 8 周（即月经龄的前 10 周）发育中的人体胚胎，此时期亦称为胚期，在第 10 周以前的孕早期超声检查时使用这一术语。

7. 胎儿（fetus）　是指受精 8 周后即第 9 周开始到 38 周（月经龄 10 周末后即第 11 周开始到 40 周），是各器官组织进一步生长与分化阶段，称为胎儿期。月经龄第 10 周末后即第 11 周 0 天开始的胚胎称为胎儿。

三、妊娠分期

妊娠是胚胎和胎儿在母体子宫内生长发育的过程。精子受精是妊娠的开始，胎儿及其附属物自母体排出是妊娠的终止，此为受精龄，约 38 周。临床上孕龄一般以月经龄计算，妊娠全过程为 40 周，分为 3 个时期。

1. **孕早期**（first trimester of pregnancy）　孕 13 周末以前的阶段。

2. **孕中期**（second trimester of pregnancy）　孕第 14 周开始至第 27 周末的阶段。

3. **孕晚期**（third trimester of pregnancy）　孕第 28 周开始及其后的阶段。

第四节　产科超声检查内容

1. 孕早期超声检查

（1）确认宫内妊娠及胚是否存活：早孕期孕妇常因阴道出血而来超声检查。此时期检查的主要目的是判断妊娠是在宫内还是在宫外，胚胎是否存活。现代超声仪，尤其是经阴道超声，在妊娠很早期即可检出宫内妊娠囊，对于月经规律且月经周期在 28 天左右的孕妇来说，经腹在 5～6 周、经阴道在 4～5 周即可检出，如果此时检出宫内妊娠囊，但不能判断胚胎是否存活时，需在 7～10 天后复查方可确认。

（2）确定胚数目：超声可显示妊娠囊及妊娠囊内的胚芽、原始心管搏动及卵黄囊的数目，从而确认单胎或多胎妊娠。多胎妊娠时，要明确妊娠囊数目。但应注意的是，早孕期因孕囊着床常伴有宫腔内少量出血而显示"双囊征"，应和真正的双妊娠囊相区别，反之，亦不能把双妊娠囊误认为一个妊娠囊，而另一个被错误地解释为出血。孕 11～13^{+6} 周检查时，要明确绒毛膜囊和羊膜囊的数目。

（3）估计孕龄：早孕期估计孕龄的方法主要有：根据妊娠囊平均直径和头臀长（CRL）推算。多年来，CRL 被认为是估计孕龄最可靠的方法，准确性相差 3～7 天，能够用 CRL 来估计孕龄时则不用妊娠囊平均直径。

（4）检测胎儿早期结构畸形：自从阴道探头问世以来，有大量早孕胚胎期检测胎儿畸形的报道，几乎每一器官系统的畸形均有早期诊断的报道。但对于某一具体类型的畸形，究竟应早到什么时候即能做出诊断，目前尚无一致的意见，对早孕期检测胎儿畸形许多学者持谨慎态度。目前认为在早孕期（11～13^{+6} 周）测量胎儿颈部皮肤透明层厚度是筛查唐氏综合征等染色体畸形的一个较为敏感的指标，同时这个时期也是筛查胎儿严重结构畸形的良好时期。

孕早期检测胎儿畸形应特别提醒注意以下 3 点：

a. 正常生理性中肠疝与腹壁缺损、脐膨出类似，孕早期诊断应特别小心。

b. 正常发育的脑泡（如菱脑泡）呈无回声结构，不能将其误认为颅脑内囊肿，颅骨此时未骨化时，不能显示强回声的颅骨结构。

c. 由于颅骨未骨化有误诊为无脑畸形的潜在危险性，从而出现无脑畸形的假阳性诊断，应特别小心。

（5）胎盘：在极早期妊娠，超声有时很难判断胎盘的准确部位。但是，如果超声能够辨认出胎盘，则应注明胎盘的位置是在前壁或后壁。很多情况下孕妇仅在孕早期做过超声检查，在以后的妊娠中如果要行羊膜腔穿刺术或剖宫产手术而又无超声检查仪器时，妊娠早期报告的胎盘位置则有很大帮助。

（6）子宫及附件：孕早期应仔细检查孕妇子宫是否有子宫畸形，因为在孕晚期，这些异常极难再检出。如果有子宫肌瘤，则应测量其大小、描述其所在部位及与宫颈的关系。应特别注意的是，一过性的子宫收缩酷似子宫肌瘤声像，应注意区别。

孕早期还应常规检查双侧附件，了解双附件是否有囊肿、肿瘤。孕晚期时双附件向上移位，难以检测。

2. 孕中期及孕晚期超声检查

（1）明确胎儿数目及胎儿是否存活：孕中、晚期诊断单胎或多胎妊娠较容易，但有时超声也可能发生错误，主要可能的错误是将多胎妊娠误认为双胎妊娠或双胎妊娠误认为单胎妊娠。发生这种错误的主要原因可能是因为第二胎位于宫底部而未能探及，或未能显示并肯定所显示的胎头与胎体的自然延续性。有时出现双胎输血综合征时，一胎因羊水过少而"粘"在子宫壁上，如不仔细探查可将其漏诊而仅发现另一羊水过多的胎儿。如果双胎妊娠中一胎在较早时期死亡，形成"纸样胎儿"时，较晚期检查有可能将"纸样胎儿"漏诊或误认为其他问题，笔者曾遇到一例外院将其误诊为胎盘囊肿或脐带囊肿者。

检出双胎或多胎妊娠时，如果有可能，应尽量确定胎盘数目及羊膜囊的数目。单羊膜囊双胎妊娠的并发症明显增多。绒毛膜囊的数目应在孕早期明确。

胎儿是否存活主要根据胎儿心搏来判断，而不应根据胎动来判断。如果诊断胎儿死亡，在心脏位置至少观察 2 ~ 3 分钟无心搏，才能诊断，为了谨慎起见，理想的做法是再请另一位医师共同观察并证实无胎心搏动。未探测胎动不能作为诊断胎儿死亡的根据。

（2）胎位：超声检查可确定胎先露、胎方位、胎产式等。

胎先露（fetal presentation）：是指最先进入骨盆的胎儿部分。纵产式有头先露（枕先露、前囟先露、额先露和面先露）、臀先露（混合臀先露、单臀先露、单足先露和足先露）；横产式为肩先露；少见的先露有头或臀与胎手、或与胎足同时入盆，此时称为复合先露。

胎方位（fetal position）：是指胎先露部的指示点与母体骨盆的关系。如枕先露的指示点为枕骨，面先露为颏骨，臀先露为骶骨，肩先露为肩胛骨等。根据指示点与母体骨盆左、右、前、后、横的关系有不同的胎位，如左枕前位、右枕前位、左枕后位、右枕后位、左枕横位、右枕横位等。

胎产式（fetal lie）：是指胎体纵轴与母体子宫纵轴的关系。两纵轴平行者为纵产式，两纵轴相互垂直者为横产式，两纵轴交叉者为斜产式，后者多为暂时性的，分娩时多转为纵产式，偶尔成横产式。

最常见的胎产式为纵产式（约占足月分娩胎儿的 99.75%），最常见的胎先露为头先露，除此之外的胎产式和胎先露均属不正常，分娩时可增加围生儿的发病率。

孕 28 周以前胎位容易改变，孕 32 周后胎位较稳定。超声确定胎位较准确，但不能单凭某一幅图来确定，应多切面多部位扫查，根据胎儿解剖结构进行分析、推断。检查时首先判断胎先露，如果在耻骨联合上扫查子宫下部时见到胎头回声则为头先露，见到臀部或足部为臀先露或足先露等。然后横切或纵切孕妇腹部，如果在孕妇腹部横切面上显示胎儿腹部横切面，或孕妇腹部纵切面上显示胎儿脊柱纵切面，说明胎儿纵轴和母体子宫纵轴平行，为纵产式；进一步根据胎儿解剖结构辨认胎儿左、右、前、后关系，根据胎儿脊柱的位置决定胎位的左、右、前、后。如果在孕妇腹部纵切图上显示胎儿腹部横切面，或孕妇腹部横切图上显示胎儿脊柱纵切面，说明胎儿纵轴和母体子宫纵轴垂直，因而为横产式，然后可按上述方法根据胎儿解剖结构判断胎儿左、右、前、后关系等。

（3）估测妊娠龄和胎儿体重：具体估测方法详见第 3 章，但在估测孕龄和胎儿体重时应注意以下几点：

a. 孕龄估计在孕早期测量头臀长最准确，其他参数如双顶径（biparietal diameter，BPD）、头围（head circumference，HC）、腹围（abdomen circumference，AC）、股骨长（femur length，FL）等亦在相对早期如中孕期准确，越到妊娠后期误差越大，足月时更大。

b. 在某些病理情况下，某些测量参数不能作为孕龄或体重估计的参数，如胎儿腹水时不能使用腹围这一参数，短肢畸形时不能使用股骨长及肱骨长来估计，脑积水时不能使用双顶径和头围来估计。

c. 根据测量胎儿生长参数所估测的孕龄大小应与根据末次月经计算的孕龄大小相比较。虽然许多情况下孕妇末次月经不准确，但可使临床医师提高警惕，以警示是否存在胎儿发育迟缓、发育过大或过期。

d. 如果在此以前做过超声检查，应与以前测值做比较，判断胎儿生长发育是否有异常。

e. 如果要进一步连续观察胎儿生长发育是否有异常，那么前后两次超声检查的间隔时间不应低于两周，如果间隔时间太短，则很难确定是由测量误差引起还是生长发育异常。

（4）羊水量：适当的羊水量对胎儿的生长发育很重要，一般认为羊水过多或过少会影响胎儿生长发育，但诊断羊水过多或过少的方法存在着争论。Callen 认为超声诊断羊水过少最好用主观目测的方法来诊断。任何一种客观测量羊水量的方法都不能准确测出羊水量，而且所测数值与孕周大小无相关。主观目测法估测羊水量的方法简单易学，绝大多数操作者都能正确掌握。在估测羊水量时，以下两点必须牢记：

a. 孕早期检查时，与胎儿大小比较羊水暗区相对较大，此时不应错误地认为有羊水过多。相反，孕晚期足月时，正常情况下羊水暗区相对较小，仅能显示一些小的羊水池，此时不应认为羊水过少。

b. 肥胖患者羊水量似乎少于正常，部分原因可能是由于声散射、羊水内伪像增多所致。

在诊断羊水过少时，应注意以下两点：

a. 因为在大多数患者，羊水过少常常意味着胎儿泌尿系统的严重畸形或羊膜破裂导致严重宫内发育迟缓，因此应在没有检出任何羊水时才诊断羊水过少。在中孕期及中孕中期仅有少量羊水的情况除外。

b. 由于严重羊水过少与胎儿死亡有关，羊水过少一旦诊断，即应引起产科医师的高度警惕。

羊水过多时，虽然没有羊水过少那样严重，但实际上许多病例对胎儿及母体均有明显并发症。在母体，可出现早产和羊膜早破；在胎儿，可能存在畸形。虽然许多羊水过多病例最终出生了正常的婴儿，但文献报道伴有羊水过多的畸形胎儿亦不少见，因此对羊水过多的胎儿应进行详细的胎儿畸形系统探查。多胎妊娠是羊水过多的又一常见原因。许多病例与双胎输血综合征有关。

（5）胎盘：应明确胎盘着床部位及胎盘与子宫内口的关系。文献报道中强调在妊娠早期和膀胱过度充盈时可出现大量前置胎盘的阳性诊断。虽然如此，检查者也不应大意，不能认为所有低位胎盘都会"上移"而无临床重要性。如果经多个操作者观察，各种途径检查（如经会阴检查、经阴道检查、排空膀胱后检查）仍不能确定胎盘下缘与子宫内口的关系时，仍应认为胎盘为低位胎盘，前置胎盘不能排除，此时可报告胎盘下缘与子宫内口之间的距离。

胎盘早剥超声诊断常较困难。应注意的是子宫肌层及其内的血管以及一过性的子宫收缩类似胎盘后血肿的图像，应避免误诊。

（6）胎儿畸形探测：我们在进行产科超声检查时，准妈妈、准爸爸们最常问的两个问题："医生，我的宝宝健康吗？""有畸形吗？"因此，超声检查对胎儿畸形的检测是父母及医师必须面对的问题。Eurenius 等对此进行专门研究后发现，即使超声检查前明确告诉孕妇及其配偶，超声检查的目的只是为了估计孕龄及检测是否有多胎妊娠，但仍有 89% 的母亲及 84% 的父亲认为超声检查的目的是检测胎儿畸形。由此可见，父母最关心、最期望的是腹中胎儿健康，没有畸形。这也是人之常情，完全可以理解的。

在过去的十余年里，超声检查经历了这样一个转变，现在超声检查不仅可以回答诸如患者是否妊娠等这样的基础问题，而且可以探测胎儿有无畸形。由于现代高分辨力超声仪能检出越来越小的畸形，现在的问题是，在一次常规超声检查中未检出胎儿畸形，也就是说，超声检查结果正常时，患者及产科临床医师从这份报告中期望胎儿无畸形的把握程度有多高？这是一个非常复杂的问题。要进行系统细致的胎儿畸形检测，要把所有能够由超声所能发现的胎儿各种畸形均准确无误地检测出来，就必须对每一胎儿的每一解剖结构逐一进行细致系统的检查，胎儿如此多的结构，这样多种类的畸形，要在一次短时间的检查中一一排除，这几乎是不可能的。因此，要想对每一个患者的全部畸形逐一检出、逐一排除是不切实际的。但是，很幸运的是，许多严重畸形在 Ⅱ 级产科超声检查时能够被发现。

常规超声检查不可能对胎儿所有结构进行详细观察，只能对胎儿大体结构进行检查，因此只有明显的结构畸形才能被偶然发现，患者及产科医师应该对此有充分的了解，不能期望每次常规超声检查都能对胎儿所有畸形进行排除性诊断，许多小的异常仅在怀疑胎儿可能存在某种特殊畸形时才有可能被检出。另外，正如胎儿本身各正常解剖结构随着妊娠的进展而长大一样，胎儿解剖结构畸形亦随之增大，因此在出生时能见到的畸形，可能在妊娠较早时期因太小而不能为超声所检出。最后，超声医师个人的经验和专业知识是有限的，如果怀疑胎儿有畸形，检查者又没有诊断这种畸形的经验，应找在这方面更有经验的超声医师或建议患者到上一级医院检查。只有这样才能为患者提供最好的服务。

我国的 Ⅲ 级产科超声检查（系统产前超声检查），由于检查的胎儿结构较多，几乎对胎儿每一重要器官都要进行检查，因此检查费时，且检查费用较大，对检查仪器要求高，对医师的专业水平要求高。因此，目前条件下，在我国还不可能每个医院、每个超声医师都能够进行这方面的检查，也不可能对所有孕妇都进行这种检查。超声检查胎儿畸形的最佳时间存在许多分歧。我们认为，妊娠 11 ～ 13^{+6} 周检查主要用于测量颈部透明层厚及除外无脑畸形等早期即出现的严重畸形，妊娠 20 ～ 24 周进行一次详细、系统的胎儿畸形检测是最理想的，此时期不仅胎儿解剖结构已经形成并能为超声所显示，胎儿大小及羊水适中，受骨骼回声影响较少，图像清晰，大部分胎儿严重畸形在此时期多能表现出来，因此，此时期检查可排除大部分严重畸形，而且对可疑畸形还有时间在妊娠 28 周之前进行追踪观察。在妊娠 18 周之前检查，某些畸形可能表现不明显而不能诊断，如某些类型的脑积水、小头畸形、尿道梗阻性疾病、多囊肾、某些先天性心脏病（如室间隔缺损、大动脉转位等）、胃肠道狭窄或闭锁、某些染色体畸形、某些骨骼发育不良畸形等。

这里，有必要反复强调美国妇产科医师协会（1993）警告："不管使用哪种方法，亦不管妊娠在哪一阶段，即使让最有名的专家进行彻底的检查，期望能够将所有的胎儿畸形均能被检测出是不现实也是不合情理的。"Goncalves 等报道超声检测胎儿畸形的总的敏感度为 53%，总的特异度为 99%，尽管超声技术检测致死性畸形的敏感度较高，但是亦漏诊了严重的心脏畸形、小头畸形和许多种类的肌肉骨骼畸形。

第五节　胎儿超声检查的安全性

我们在给孕妇进行超声检查时，通常会听到孕妇提出的、也是孕妇很担心的问题："医生，超声波对胎儿有影响吗？""会引起胎儿畸形吗？""对胎儿是安全的吗？"其实，学术界在超声影像应用到临床后不久就提出了关于超声检查的安全性问题，并进行了大量的实验与临床研究及流行病学研究。本节主要从超声生物学效应及其对胎儿的影响、流行病学研究等方面对此问题进行阐述。

一、超声声场

超声声场可以用许多不同的参数进行描述，如声压、声强等。

1. 探头频率　临床上应用的超声频率范围多在 2～20MHz，而探头频率高低的选择是根据所探测组织的深度不同而选择高频或低频探头，检查深度越深，则选用探头的频率越低；而检查组织深度越浅，则选用探头的频率越高。频率的高低对生物组织所产生的效应亦有不同，探头频率高，在组织中传播越易衰减，对组织产生的热效应越大；而探头频率越低，则越易产生空化效应。

2. 声压　介质中有声波传播时的压强与没有声波传播时的静压强之差为声压。因此，超声波也是一种压力波。超声波在介质的传播过程中引起介质的稠密和稀疏，在引导介质的稠密区域的压强大于原来的静压强，声压为正值（P+）；在稀疏区域的压强小于原来的静压强，声压为负值（P−）。由于介质中各质点振动位置的周期性变化，声压也作相应的周期性变化。一般声压最大变化范围为 1～5MPa。

3. 总声功率与声强　目前使用的诊断性超声仪，探头发射的总声功率为 100～300mW。诊断用超声则是以短脉冲的形式发射的，如 B 型超声发射 1μs 长的超声波，而脉冲多普勒则为 10μs 长，每秒发射的脉冲超声数即脉冲重复频率，在 B 型超声为 1kHz，多普勒超声为 10kHz。声强是指单位面积上被照射（或发出）的声功率。由于声强在空间和时间上分布的不均匀性，描述声强的参数较多，如空间峰值时间峰值声强（I_{SPTP}）、空间峰值时间平均值声强（I_{SPTA}）、空间平均值时间平均值声强（I_{SATA}）、空间平均值时间峰值声强（I_{SATP}）、空间峰值脉冲平均值声强（I_{SPPA}）以及最大声强（I_m）。但在这些众多描述声强的参数中，究竟选用哪一种作为超声辐照参数才最适宜于建立安全辐照剂量标准，目前尚无定论。最常用的参数是表示声束中最大空间声强的 I_{SPTA} 和表示平均声强的 I_{SATA}。显然，

I_{SPTA} 强度大于 I_{SATA}。

1995 年 Henderson 等对临床常用超声诊断探头的许多参数进行了研究，并与 4 年前 Duck 和 Martin 研究的结果进行比较，发现除峰值负声压（P－）无明显改变外，I_{SPTA} 探头总声功率均明显增大。如 B 型超声探头平均 I_{SPTA} 较 4 年前增加 6 倍，彩色多普勒探头平均 I_{SPTA} 亦成倍增加。探头总声功率在 B 型超声探头一般均增高，而脉冲多普勒超声探头平均总声功率几乎较 4 年前增加了一倍。这些研究表明，在超声检查的安全性方面要时刻保持高度的警惕性。如果超声输出功率继续增加，以往认为的超声诊断对人体无害可能不再存在。尤其在产科超声检查中，更应提高警惕。

二、超声生物效应

1. 热效应（thermal effect） 超声波在人体组织传播过程中，其能量会逐渐减小。能量减小的主要原因有两个方面，其一为超声波的反射与散射，其二为组织对超声波的吸收。前者正是超声成像及多普勒信号的基础，后者则主要产生热效应。超声波被组织吸收后，声能转变成热能，从而引起被照射组织局部温度升高。这与超声声强，组织的声吸收系数及单位体积内超声作用的时间有关。理论上，如果应用 3MHz 探头，声强增大到 1W/cm²，假定组织吸收系数为 2.6dB/cm，组织密度为 1g/cm³，那么持续辐射引起的温度升高为 0.14℃/s 或 8.64℃/min，但用于诊断的超声，其声强一般不大于 0.1W/cm²，在实际操作中，声束对准某些特定组织持续照射时间短（扫查时声束总在不断移动变化中），而且活体组织由于血液循环的作用，诊断用超声不会导致组织局部温度的明显升高，据报道不会超过 1℃。

2. 空化效应（cavitation） 空化气泡在声场内的各种动力学行为，超声波在生物体内传播，使生物体内液体中的微小气核出现共振，严重者出现气核的突然崩溃，这就是空化的物理过程。可分为稳态空化和瞬态空化两种。前者微小气核仅发生共振，在共振过程中伴随发生的辐射力作用和微气流，足以对辐射中心的细胞和生物大分子产生生物效应。后者微小气核在强度较高的声强作用下发生剧烈的膨胀与收缩，最终崩溃，微小气核在崩溃的瞬间产生高温、自由基、发光、冲击波及高速微射流等激烈物理变化，因此，位于空化中心附近的细胞等会受到严重的损伤乃至破坏。

一般认为，在低声强、长辐射范围内，引起损伤的机制以热效应为主；而在高声强、辐射时间短的范围内，损伤机制以瞬态空化为主。

三、超声诊断剂量的参考标准

超声检查的安全性，说到底就是产科超声检查的安全性问题，超声对正处于发育的胚胎产生热效应和空化效应，即使只损伤几个细胞，也可能导致严重后果。

1985 年，美国食品药品监督管理局（FDA）根据不同检查部位，允许设置的最大声强水平有严格的规定，对胎儿、腹部、小器官、新生儿及成人颅脑、术中超声检查，允许最大声强 I_{SPTA} 不超过 94mW/cm²，外周血管检查不超过 720mW/cm²，心脏检查不超过 430mW/cm²。超声仪器生产厂商似乎仍然遵守最大输出强度的限制，但是，许多厂商认为这种限制太过度，目前有些厂商提供的仪器按规定显示了热指数和机械指数，却对所有应用条件都设定为最大 I_{SPTA} 为 720mW/cm^2。对于这种设置的超声仪器，产科检查时，超声医师应注意，如果这些指数在仪器实时显示，操作者可据此决定进行此项检查的危险性与利益比有多大，是有利还是有害，应做到心中有数。热指数（thermal index，TI），探头的发射功率（W_0）和组织温度增加 1℃ 所需要的功率（W_{DEG}）的关系如下：

$$TI = W_0 / W_{DEG}$$

美国国家输出显示标准（output display standard，ODS）给出了大量不同组织与探头的理论算法。有三种不同的热指数，即软组织热指数（TIS）、骨组织热指数（TIB）、颅骨热指数（TIC）。两种不同的骨热指数的区别在于，TIC 是指骨组织位于表面，非声束聚集区，而 TIB 是指骨组织位于超声束的聚集区域内。比如，TIB 在妊娠中、晚期胎儿检查时应用，而 TIC 则在新生儿及成人颅脑时应用。

机械指数（mechanical index，MI）用于表示超声波传播过程中所引起的非热效应的生物效应过程，其取值符合下列经验公式：MI=Pr/f。其中 Pr 为负声压峰值，单位为 MPa；f 为发射超声频率（MHz），衰减系数假定为 0.3dB/（cm·MHz）。

1978 年美国医用超声学会（AIUM）声明，对于低频超声波，只要非聚集的超声强度小于 100mW/cm^2，或聚焦超声强度小于 1W/cm^2，或声强与辐射时间之积小于 50J/cm^2，对活体哺乳动物组织不会产生明显的生物效应。1985 年 AIUM 又指出，如果负声压峰值 >2MPa，或在人体内引起的温升 T ≥ 1.2℃，即会对人体产生有害效应。

四、临床超声诊断安全性的研究

超声诊断在近 30 年来已广泛应用于临床，尤其在产科，超声检查已成为产科的主要影像学诊断工具。因此，其安全性问题更加受到人们的重视，许多科学工作者在此方向进行了大量细致的工作，从动物实验、流行病学、产科临床等方面对超声安全性问题进行了研究与阐述。

ODS 要求如果超声仪输出功率较大，TI 或 MI 较应用值为高时，TI 及 MI 应显示出来，如果可能，这些指数取值应从 0.4 开始显示，这样可允许使用者在进行不同检查时进行适当的设置。

国外在动物实验和流行病学方面研究较多，认为"目前的数据表明，尚没有足够证据证实诊断超声对胎儿及患者可产生明显的生物效应，即使有，谨慎使用超声检查利明显大于弊。"但是，目前虽然还没有公开发表的证据表明，诊断超声不会导致人类胎儿畸形，但对于孕早期的超声检查应用，人们普遍持谨慎态度。

国内学者利用我国计划生育的有利条件，率先系统地开展了大量这方面的临床研究，主要对计划外早孕胎囊、早期胚胎、中孕引产胎儿等，用诊断超声的各种输出功率，用不同时间定点照射同一部位进行研究，取出相关组织进行生化、遗传、免疫活性、形态学、组织学、电镜超微结构的研究等，取得了一系列有意义的成果。例如，冯泽平等对 16 例妊娠 20～28 周人工流产胎儿睾丸组织照射，结果发现持续照射 30 分钟后胎儿睾丸精原细胞肿胀，核染色体质稀疏，线粒体结构模糊，毛细血管内皮细胞肿胀，基底膜分层，断裂，但照射 10 分钟以内者无明显改变。该作者又对胎儿卵巢进行了研究，与上述结果类似，提示诊断超声持续照射 10 分钟以内对这些结构无明显损害。另有许多我国学者对早孕绒毛、

☆☆☆☆

胎儿角膜、脱膜、新生儿血细胞及新生儿体重均有研究，均提示照射时间越长、定点持续照射，对胎儿有一定影响。

因此，在进行产科超声检查时，应时刻具备安全意识，超声波作为一种物理能量，必然存在着安全剂量问题，尤其在早孕检查时应特别注意，如果说超声对人体大多数器官仅损伤几个细胞是微不足道的话，但是，对人类生殖细胞及正在发育的早期胚胎细胞，即使损伤几个细胞也是不能容忍的。

因此，在目前，超声检查的安全阈值剂量问题尚未得到科学上严格证明时，在进行产科检查时，应坚持使用最小剂量为原则，即可合理达到的最低量（as low as reasonably achievable，ALARA）原则。一切与诊断无关的胎儿超声检查应一律予以拒绝，包括商业的、教学的以及仅为了检查胎儿性别等。早孕期应尽可能少检查，要检查也应尽可能在短时间内观察，不应在早孕期进行长时间的检查，最多不能超过 3～5 分钟，尤其对胎儿眼部照射时间应更短。彩色多普勒及脉冲多普勒，因强度较 B 型超声大得多（彩色多普勒大 10 倍，脉冲多普勒大 100 倍），使用过程中应充分注意到这一点，尤其在进行胎儿检查时，更应注意其可能产生的生物效应及潜在危险性。

第六节　规范化分级产科超声检查

目前，产科超声检查分为孕早期超声检查（包括孕早期普通超声检查、11～13^{+6} 周 NT 超声检查）、孕中晚期超声检查（包括 I 级、II 级、III 级、IV 级产科超声检查）、有限产科超声检查、会诊或专家级别产科超声检查，孕期、各级别的产科超声检查的内容、侧重点不一样。

一、孕早期超声检查

（一）孕早期普通超声检查

一般情况下经腹超声检查可达到检查目的，但经阴道超声检查方便，无须憋尿，且能更清楚地显示子宫及双附件情况（探头频率较高、探头更接近受检器官），因此，当患者不能憋尿或经腹超声检查不明确且符合以下条件时可行经阴道超声检查：无活动性阴道出血、无阴道炎等。

1. 适应证　证实宫内妊娠、临床可疑异位妊娠、明确孕周、诊断多胎妊娠、了解胚胎或胎儿情况（生存或死亡）、孕早期出血查因、早孕期下腹痛查因、评估母体盆腔包块、子宫畸形、临床怀疑葡萄胎、辅助绒毛活检。

2. 检查内容

（1）妊娠囊：要求观察妊娠囊的位置、数目、大小、形态。

● 应全面扫查子宫及双附件区，了解妊娠囊的位置及数目，最大限度地减少多胎妊娠、宫角妊娠及异位妊娠的漏诊。

● 在妊娠囊的最大纵切面和横切面上测量妊娠囊的内径（不包括强回声环）。最大前后径、左右径、上下径之和除以 3 即为妊娠囊平均内径。

● 孕 5～7 周时妊娠囊平均内径生长速度约 1mm/d。

- 如果是多胎妊娠，需明确绒毛膜性、羊膜性。
- 经腹超声检查妊娠囊平均内径＞ 25mm 或经阴道超声检查妊娠囊平均内径＞ 20mm，囊内未见卵黄囊及胚胎回声，应考虑胚胎停育。
- 经腹超声检查妊娠囊平均内径≤ 25mm 或经阴道超声检查妊娠囊平均内径≤ 20mm，囊内未见卵黄囊及胚胎回声，需 1 ～ 2 周后再次行超声复查。
- 宫内妊娠囊需与宫腔积液相鉴别。宫腔积液无明显双环征，周边强回声为分离的子宫内膜，有宫腔积液且宫内无妊娠囊时需警惕异位妊娠的发生，应详细检查双侧附件情况。
- hCG 阳性，宫内未见妊娠囊回声，可以有 3 种情况：孕周太小、异位妊娠或流产，应详细检查宫外情况，对高度怀疑异位妊娠者需建议阴道超声检查。

（2）卵黄囊：要求观察卵黄囊的大小与形态。

- 卵黄囊是妊娠囊内第一个能观察到的结构，它的出现是妊娠的有力证据。
- 经阴道超声检查，停经 35 ～ 37 天常能显示卵黄囊；经腹超声检查，停经 42 ～ 45 天常能显示卵黄囊。
- 卵黄囊直径正常值范围为 3 ～ 8mm，平均为 5mm。
- 卵黄囊直径＞ 10mm 时，预后不良。卵黄囊不显示、小于 3mm、变形、内部出现强回声等改变时，预后不良。

（3）测量头臀长，观察胎心搏动。

- 系列横切面及纵切面对妊娠囊行全面扫查，观察胚胎 / 胎儿数目；头臀长应在胚胎最大长轴切面测量或在胎儿正中矢状切面测量，此时胎儿为自然伸展姿势，无过伸或过屈。
- 妊娠 5 ～ 7 周胚胎头臀长生长速度约 1mm/d。
- 经阴道超声检查胚长≤ 5mm 或经腹超声检查胚长≤ 9mm 而未能观察到胎心搏动时需 7 ～ 10 天后随访复查。
- 经阴道超声检查胚长＞ 5mm 或经腹超声检查胚长＞ 9mm 而未能观察到胎心搏动时应考虑为胚胎停育。
- 妊娠 6½ 周前，胎心搏动＜ 100 次 / 分，其后胎心搏动逐渐加快，至妊娠 9 周可达 180 次 / 分，随后逐渐减缓，至妊娠 14 周时约 140 次 / 分。

（4）子宫及双附件：要求观察子宫形态、肌层回声、宫腔有无积液；双附件有无包块，如有包块需测量包块的大小并观察包块形态、边界、囊实性、血供，与卵巢、子宫的关系等，并评估包块的性质。

3. 存留的图像　建议至少存留以下 5 幅超声图（图 2-6-1）：妊娠囊最大纵切面测量妊娠囊最大长径及前后径、妊娠囊最大横切面测量妊娠囊最大横径、胚胎最大长轴切面 / 胎儿正中矢状切面测量头臀长、左侧卵巢、右侧卵巢。

（二）胎儿颈项透明层（nuchal translucency，NT）超声检查

1. 适应证　适合所有孕妇，尤其是有以下适应证的孕妇：孕妇年龄＜ 18 岁或≥ 35 岁、夫妇一方是染色体平衡易位携带者、孕妇染色体异常、孕妇患有如贫血、糖尿病、高血压、严重营养障碍等疾病、孕妇吸烟、酗酒、孕早期有 X 线照射史或病毒感染史、有异常胎儿妊娠史、有遗传病家族史、试管婴儿。

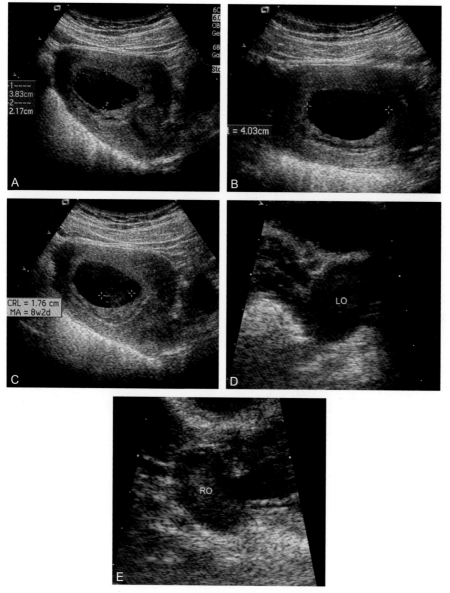

图 2-6-1 孕早期普通超声检查存留的图像

A. 妊娠囊最大纵切面测量妊娠囊最大长径及前后径；B. 妊娠囊最大横切面测量妊娠囊最大横径；C. 胚胎最大长轴切面测量头臀长；D. 左侧卵巢（LO）长轴切面；E. 右侧卵巢（RO）长轴切面

2. 检查内容

（1）胎儿数目：多胎妊娠，需明确绒毛膜囊数和羊膜囊数。

（2）胎心搏动。

（3）测量头臀长

● 应在胎儿正中矢状切面上测量，胎儿处于自然姿势，无过度后仰及前屈。

● 尽可能放大图像至只显示胎儿。

● 头顶部及臀部皮肤轮廓线要清楚显示。

（4）测量 NT

- 建议在头臀长为 45 ～ 84mm 时测量，相当于孕 11 ～ 13^{+6} 周。
- 标准测量平面是胎儿正中矢状切面，此切面亦是测量头臀长的标准切面。
- 应尽可能放大图像至只显示胎儿头颈部及上胸部，令测量游标的轻微移动只能改变测量结果 0.1mm。
- 标准 NT 测量平面的特征：胎儿面部轮廓清晰显示，鼻骨表面皮肤线、鼻骨、鼻尖三者形成三条短强回声线；下颌骨仅显示为圆点状强回声；胎儿颅脑清晰显示丘脑、中脑、脑干、第四脑室及颅后窝池。颈背部皮下清晰显示长条形带状无回声即为颈项透明层。
- 应清晰显示并确认胎儿背部皮肤及 NT 前后平行的两条高回声带，测量时应在 NT 最宽处测量，且垂直于皮肤强回声带，测量游标的内缘应置于无回声的 NT 外缘测量。
- 应测量多次，并记录测量所得的最大数值。
- 有颈部脑脊膜膨出时，注意辨认，避免误测。
- 有脐带绕颈时，需测量脐带绕颈处上下 NT 厚度，并取其平均值。
- NT 值随孕周的增大而增厚，但一般不超过 3.0mm。NT 增厚，胎儿染色体异常风险增大。
- 应明确区分皮肤和羊膜，避免将羊膜误认为皮肤而误测 NT。

（5）脉冲多普勒检测静脉导管血流频谱

- 在正中矢状切面上放大图像至只显示胎儿下胸和上腹部。
- 调整声束与静脉导管血流之间的夹角，尽可能使该夹角小于 60°。
- 脉冲多普勒取样容积应根据静脉导管血流信号进行调整，尽可能不超越静脉导管大小。

（6）胎儿附属物

- 胎盘：观察胎盘位置、测量胎盘厚度。
- 羊水量：测量羊水池最大深度。

（7）孕妇子宫：主要观察宫颈内口，如孕妇提供子宫肌瘤病史需评估肌瘤位置及大小。

3. 存留的图像，建议至少存留以下 3 幅超声图　胎儿正中矢状切面图测量头臀长、胎儿头颈及上胸部正中矢状切面测量 NT、静脉导管血流频谱图（图 2-6-2）。

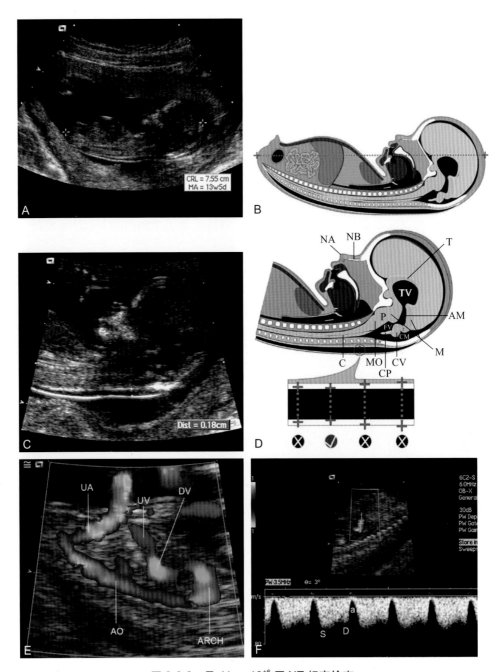

图 2-6-2　孕 11 ～ 13^{+6} 周 NT 超声检查

A. 胎儿正中矢状切面测量头臀长；C. 胎儿头颈及上胸部正中矢状切面测量 NT；E. 静脉导管彩色多普勒血流成像；F. 静脉导管频谱多普勒血流频谱；图 B、图 D 分别为图 A、图 C 的模式图

NB. 鼻骨；NA. 鼻尖；AM. 中脑导水管；M. 中脑；MO. 延髓；TV. 第三脑室；P. 脑桥；C. 脊髓；T. 丘脑；FV. 第四脑室；CM. 颅后窝池；CV. 小脑蚓部；CP. 脉络丛；UA. 脐动脉；UV. 脐静脉；DV. 静脉导管；ARCH. 主动脉弓；AO. 主动脉；S. 心室收缩波（S 波）；D. 心室舒张波（D 波）；a. 心房收缩波（a 波）

（三）孕 11 ～ 13^{+6} 周胎儿解剖结构检查

孕 11 ～ 13^{+6} 周胎儿解剖结构超声检查存留的图像（图 2-6-3）。

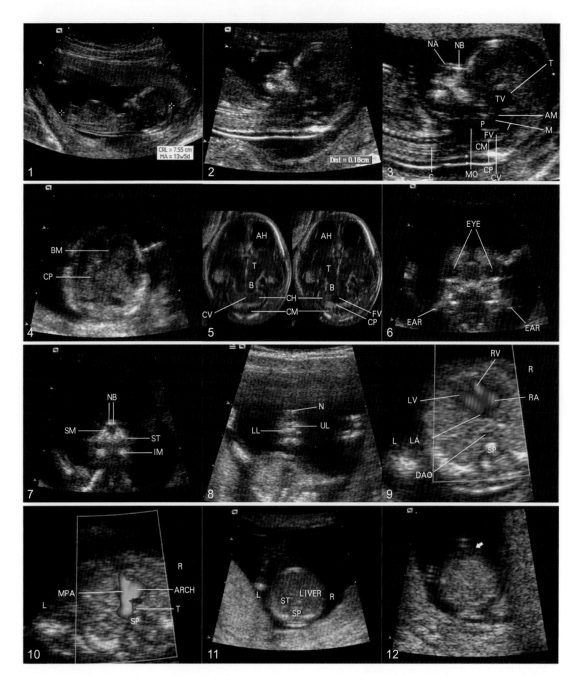

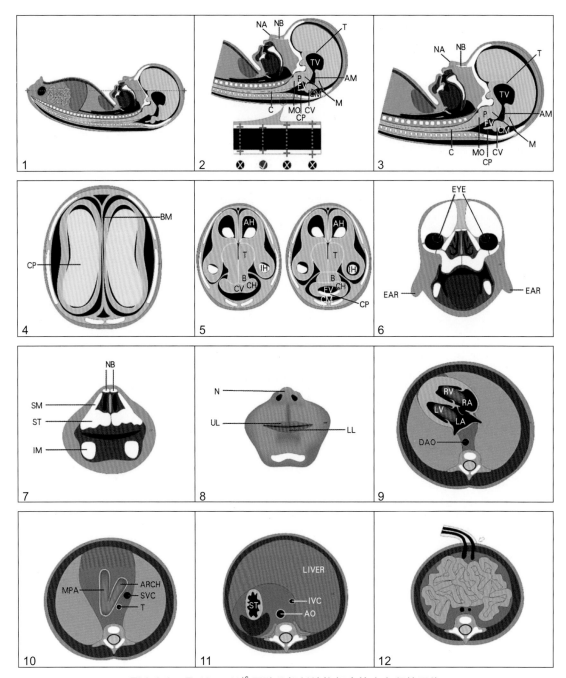

图 2-6-3　孕 11 ～ 13^{+6} 周胎儿解剖结构超声检查存留的图像

1. 胎儿正中矢状切面测量头臀长；2. 胎儿头颈及上胸部正中矢状切面测量 NT；3. 鼻骨矢状切面；4. 经侧脑室横切面；5. 经小脑横切面；6. 双眼眶斜冠状切面；7. 鼻后三角冠状切面；8. 鼻唇冠状切面；9. 四腔心切面彩色多普勒血流成像；10. 三血管 - 气管切面彩色多普勒血流成像；11. 腹围横切面；12. 脐带腹壁入口切面

NB. 鼻骨；NA. 鼻尖；AM. 中脑导水管；M. 中脑；MO. 延髓；TV. 第三脑室；P. 脑桥；C. 脊髓；BM. 脑中线；CP. 脉络丛；AH. 前角；IH. 下角；B. 脑干；FV. 第四脑室；CM. 颅后窝池；EYE. 眼；EAR. 耳；NB. 鼻骨；SM. 上颌骨；IM. 下颌骨；ST. 上牙槽（图 7）；N. 鼻；UL. 上唇；LL. 下唇；LA. 左心房；RA. 右心房；LV. 左心室；RV. 右心室；DAO. 降主动脉；ARCH. 主动脉弓；MPA. 主肺动脉；AO. 主动脉；SVC. 上腔静脉；T. 气管；IVC. 下腔静脉；ST. 胃泡（图 11）；LIVER. 肝脏

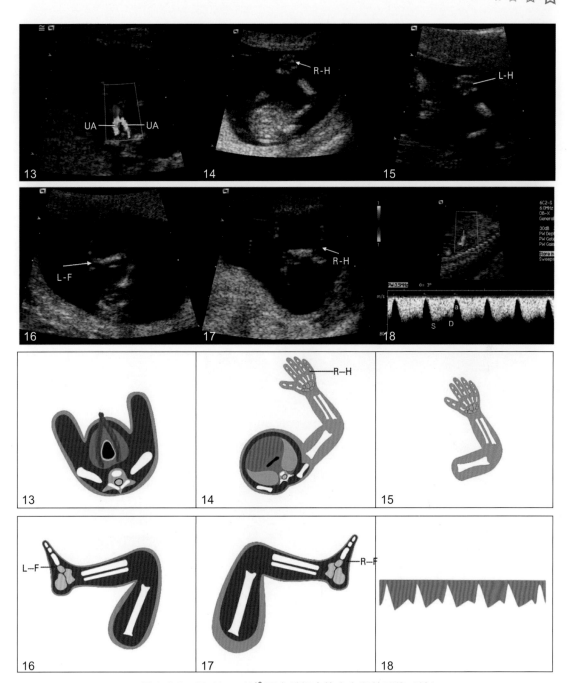

图 2-6-3　孕 11 ～ 13^{+6} 周产科超声检查存留的图像（续）

13. 膀胱水平横切面彩色多普勒血流成像；14. 右上肢长轴切面；15. 左上肢长轴多普勒血流频谱切面；16. 右下肢长轴切面；17. 左下肢长轴切面；18. 静脉导管频谱

UA. 脐动脉；R-H. 胎儿右上肢；L-H. 胎儿左上肢；L-F. 左下肢；R-F. 右下肢；S. S 波；D. D 波；a. a 波

二、孕中、晚期产科超声检查

（一）Ⅰ级产科超声检查

1. 适应证　估测孕周、评估胎儿大小、确定胎方位、怀疑异位妊娠、胎动消失、怀疑

☆☆☆☆

羊水量异常、胎头倒转术前、胎膜早破、胎盘位置及胎盘成熟度评估。

2.检查内容 每个项目的具体内容与要求，如未特别说明者与Ⅱ级产科超声检查内容相同。

（1）胎儿数目。

（2）胎心搏动。

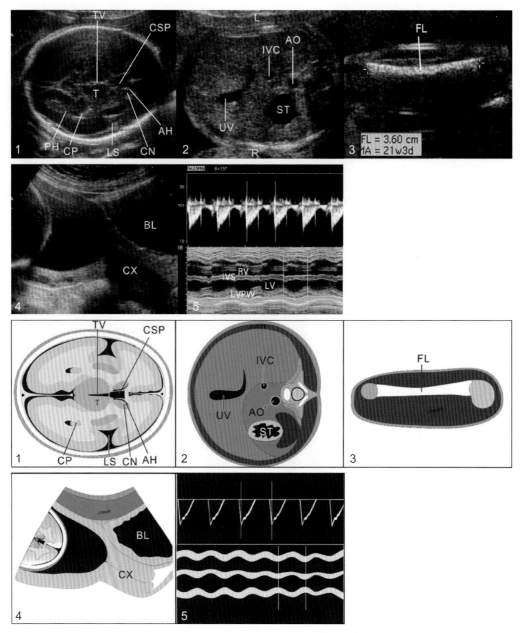

图 2-6-4　Ⅰ级产前超声检查应存留的超声图与模式图

1.经丘脑横切面超声图；2.腹围横切面超声图；3.股骨长轴切面超声图；4.孕妇宫颈内口矢状切面超声图；
5.测量胎心率（多普勒或M型）超声图。下大图为上大图的模式图

T. 丘脑；CSP. 透明隔腔；TV. 第三脑室；AH. 侧脑室前角；CN. 尾状核；LS. 大脑外侧裂；CP. 脉络丛；
PH. 侧脑室后角；IVC. 下腔静脉；AO. 腹主动脉；ST. 胃泡；UV. 脐静脉；R. 右侧；L. 左侧；RV. 右心室；
LV. 左心室；IVS. 室间隔；LVPW. 左室后壁；FL. 股骨；BL. 膀胱；CX. 宫颈

（3）胎方位。

（4）胎盘。

（5）羊水量。

（6）生物学测量：双顶径，股骨长，腹围，超声评估孕周及体重。

（7）孕妇宫颈。

3. **存留图像**　建议至少存留以下 6 幅超声图（图 2-6-4）：经丘脑横切面、腹围横切面、股骨长轴切面、测量胎心率图（多普勒或 M 型）、测量胎盘厚度图、最大羊水池切面测量最大羊水池深（图中未显示），以及孕妇宫颈内口矢状切面超声图。

4. **注意事项**

（1）一般产前超声检查（Ⅰ级）主要进行胎儿主要生长参数的检查，不进行胎儿解剖结构的检查，不进行胎儿畸形的筛查。

（2）若检查医师怀疑胎儿异常，超声报告需做具体说明，并转诊或建议系统产前超声检查（Ⅲ级）。

（二）Ⅱ级产科超声检查

1. **适应证**

（1）初步筛查国家卫生健康委员会规定的九大类严重畸形：无脑畸形、无叶型前脑无裂畸形（简称无叶全前脑）、严重脑膜脑膨出、严重开放性脊柱裂伴脊髓脊膜膨出、单心室、单一大动脉、双肾缺如、严重胸腹壁缺损并内脏外翻、四肢严重短小的致死性骨发育不良。

（2）估测孕周、评估胎儿生长情况。

（3）胎动消失、确定胎方位、怀疑异位妊娠、怀疑羊水量异常、胎头倒转术前、胎膜早破、阴道出血、下腹痛。

2. **检查内容**　除完成Ⅰ级产科超声检查的内容外，应筛查国家卫生健康委员会规定的九大类严重结构畸形的筛查：双肾缺如，严重胸腹壁缺损并内脏外翻、四肢严重短小的致死性骨发育不良。每个项目的具体内容与要求，如未特别说明者与Ⅲ级产科超声检查内容相同。

（1）胎儿数目。

（2）胎心搏动。

（3）胎方位。

（4）胎盘（注：只要求对胎盘位置、厚度及成熟度进行评估。胎盘厚度应测量胎盘母体面及胎儿面之间的最大垂直距离）。

（5）羊水量。

（6）生物学测量：双顶径、头围、股骨长、腹围、超声评估孕周及体重。

（7）母体子宫及双附件。

（8）胎儿解剖结构检查。

● 胎儿头颅：要求观察颅骨的完整性、大脑组织及颅后窝池，以下切面对这些内容的显示与观察很重要：经丘脑横切面，经小脑横切面。

● 胎儿心脏：要求观察心房、心室、房间隔、室间隔、房室瓣，以下切面对这些内容的显示与观察很重要：四腔心切面。

● 胎儿脊柱。

● 胎儿腹部：要求观察腹壁、肝、胃、双肾、膀胱、脐动脉数目。以下切面对这些内容的显示与观察很重要：腹围横切面、脐带腹壁入口切面、膀胱水平横切面、双肾水平横切面或矢状切面或冠状切面。

● 胎儿四肢：要求观察并显示一侧股骨，测量股骨长。以下切面对这些内容的显示与观察很重要：左或右股骨长轴切面。

3. **存留图像**　建议至少存留以下 11 幅超声图（图 2-6-5）：经丘脑横切面、经小脑横切面、四腔心切面、腹围横切面、脐带腹壁入口切面、膀胱水平横切面、双肾水平横切面或矢状切面或冠状切面、脊柱矢状切面、股骨长轴切面、孕妇宫颈内口矢状切面、测量胎心率图（多普勒或 M 型）、测量胎盘厚度切面（图中未显示）、最大羊水池切面测量最大羊水池深度（图中未显示）。

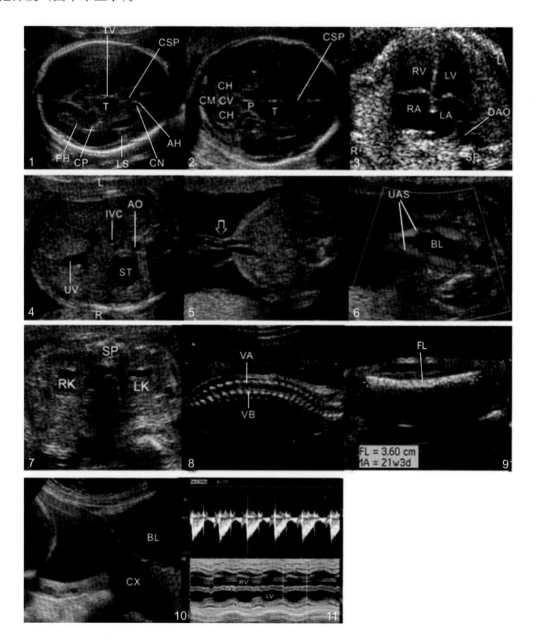

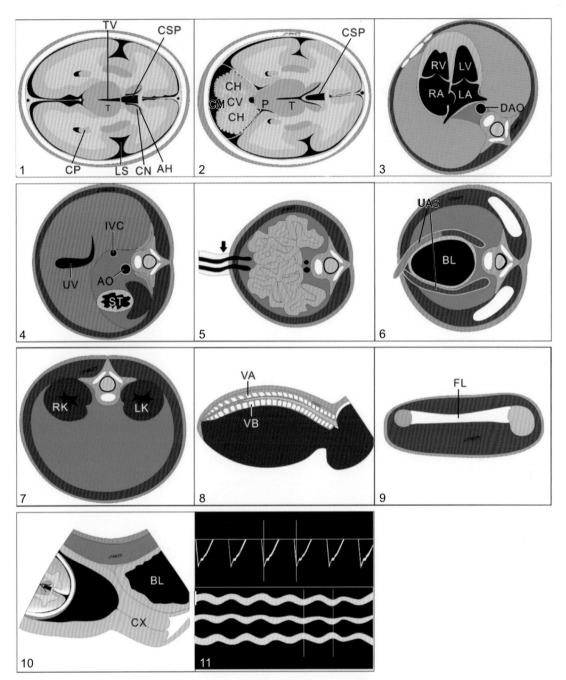

图 2-6-5　Ⅱ级产前超声检查建议存留的超声图与模式图

1. 经丘脑横切面超声图；2. 经小脑横切面超声图；3. 四腔心切面超声图；4. 腹围横切面超声图；5. 脐带腹壁入口切面超声图；6. 膀胱水平横切面超声图；7. 双肾水平切面超声图；8. 脊柱矢状切面超声图；9. 股骨长轴切面超声图；10. 孕妇宫颈内口矢状切面超声图；11. 测量胎心率图（多普勒或 M 型）。下大图为上大图的模式图

TV. 第三脑室；T. 丘脑；CSP. 透明隔腔；PH. 侧脑室后角；CP. 脉络丛；LS. 大脑外侧裂；CN. 尾状核；AH. 侧脑室前角；P. 大脑脚；CH. 小脑半球；CV. 小脑蚓部；RV. 右心室；LV. 左心室；LA. 左心房；RA. 右心房；DAO. 降主动脉；SP. 脊柱；UV. 脐静脉；IVC. 下腔静脉；AO. 腹主动脉；ST. 胃泡；UAS. 脐动脉；BL. 膀胱；RK. 右肾；LK. 左肾；VA. 椎弓；VB. 椎体；FL. 股骨；CX. 宫颈；CM. 颅后窝池

4. 注意事项

(1) 孕 20～24 周常规产前超声检查（Ⅱ级）应筛查九大类严重畸形，包括无脑畸形、无叶型前脑无裂畸形（简称无叶全前脑）、严重脑膜脑膨出、严重开放性脊柱裂伴脊髓脊膜膨出、单心室、单一大动脉、双肾缺如、严重胸腹壁缺损并内脏外翻、四肢严重短小的致死性骨发育不良。目前国内外文献报道这些畸形产前超声检出率也不足 100%，详见Ⅲ级检查注意事项。

(2) 常规产前超声检查（Ⅱ级）最少应检查以上胎儿解剖结构。但有时因胎位、羊水过少、母体因素的影响，超声检查并不能很好地显示这些结构，超声报告应说明。

（三）Ⅲ级产科超声检查

1. 适应证 适合所有孕妇，尤其适合有以下适应证的孕妇：一般产前超声检查（Ⅰ级）或常规产前超声检查（Ⅱ级）发现或疑诊胎儿畸形，有胎儿畸形高危因素。

2. 检查内容

(1) 胎儿数目：多胎妊娠，需明确绒毛膜囊数与羊膜囊数。绒毛膜囊数应结合早孕期超声检查结果、胎盘数目及胎儿性别进行综合判断。

(2) 胎方位

● 妊娠 28 周后需报告胎方位。

● 多胎妊娠除了报告各胎的胎方位外，还需注明各胎儿间的位置关系，如宫腔左侧、宫腔右侧、宫腔上段、宫腔下段。

(3) 胎心搏动

● 正常胎心率 120～160 次 / 分。

● 胎儿心律不齐、或心率持续＞160 次 / 分或持续＜120 次 / 分应建议进行胎儿超声心动图检查。

(4) 生物学测量

● 双顶径

A. 双顶径的测量应在标准经丘脑横切面上测量。标准经丘脑横切面要求颅骨呈椭圆形强回声环，两侧大脑半球对称，脑中线居中，清楚显示透明隔腔、两侧对称丘脑及丘脑之间裂隙样第三脑室。测量双顶径时有多种方法，包括——外 - 内测量：测量近侧颅骨骨板外缘至远侧颅骨骨板内缘间的距离；外 - 外测量：测量近侧颅骨骨板外缘至远侧颅骨外缘间的距离；中点 - 中点测量：测量远近两侧颅骨骨板强回声中点之间的距离。所有方法测量线均需垂直于脑中线。

B. 如果胎头过扁或过圆，利用双顶径估测孕周误差较大，应加测头围。头围与双顶径均在经丘脑横切面上测量，测量头围时测量游标置于颅骨强回声环外缘。

● 小脑横径：小脑横径的测量应在经小脑横切面上测量。标准的经小脑横切面要求同时显示清晰的小脑半球且左右对称以及前方的透明隔腔。

● 肱骨 / 股骨长度

A. 标准肱骨 / 股骨测量切面：显示肱骨 / 股骨长轴切面，声束最好能垂直于肱骨 / 股骨长轴，或声束与肱骨 / 股骨夹角在 45°～90°，肱骨 / 股骨两端可清楚显示，测量游标置于肱骨 / 股骨两端中点，不包括肱骨 / 股骨骺。

B. 妊娠 14 周后，利用股骨长估测孕周较为可靠。

● 腹围

A. 腹围应在标准腹围横切面上测量。标准腹围横切面：近圆形，肝、胃可见，脐静脉与左门静脉相连，不显示双肾，脊柱横断面显示 3 个强回声团，测量游标置于皮肤外缘。

B. 当存在大的脐膨出、腹裂、大量腹水时，利用腹围估测孕周误差较大，应放弃用腹围估测孕周。

● 超声评估孕周及体重

A. 超声评估孕周及体重是通过超声测量双顶径、腹围、股骨长等计算出来的，均有误差。超声估测体重误差范围一般在 ±15%；超声估测孕周在妊娠 26 周前误差较小，而妊娠 26 周后误差较大，±2 ～ 3 周。

B. 超声评估孕周及体重时，存在测量误差及切面误差，即使同一检查者在一次检查过程中多次测量或一次检查中不同检查者进行测量，测量结果不会完全相等。

C. 评估胎儿生长速度的超声复查时间常安排在 2 ～ 4 周后进行。

（5）胎儿解剖结构检查

● 胎头：要求观察颅骨、大脑、大脑镰、透明隔腔、丘脑、第三脑室、侧脑室、小脑半球、小脑蚓部、颅后窝池。以下 3 个切面对这些内容的显示与观察很重要：经丘脑横切面，经侧脑室横切面，经小脑横切面。

● 胎儿颜面部：要求观察胎儿双眼眶、双眼球、鼻、唇。以下三个切面对这些内容的显示与观察很重要：双眼球横切面，鼻唇冠状切面，颜面部正中矢状切面。

● 胎儿颈部：要求观察胎儿颈部包块、皮肤水肿、水囊瘤。

● 胎儿胸部：要求观察胎儿双肺、心胸比值。以下切面对这些结构的显示与观察很重要：胸部横切面（四腔心切面）。

● 胎儿心脏：要求观察胎儿心轴、心尖指向、心房、心室、房间隔、室间隔、房室瓣、主动脉、肺动脉。以下切面对这些内容的显示与观察很重要：四腔心切面，左心室流出道切面，右心室流出道切面，三血管切面，三血管气管切面。

● 胎儿膈肌：要求观察膈肌的连续性、腹腔器室（胃泡、肝等）及心脏与膈肌的位置关系。以下切面对这些结构的显示与观察很重要：膈肌冠状切面（或分别显示左侧及右侧膈肌矢状切面）。

● 胎儿腹部：要求观察肝、胃、双肾、膀胱、肠道、脐带腹壁入口。以下切面对这些内容的显示与观察很重要：腹围横切面，双肾水平横切面（或分别显示左肾及右肾矢状切面或双肾冠状切面），膀胱水平横切面，脐带腹壁入口切面。

● 胎儿脊柱：要求观察颈段、胸段、腰段及骶尾段脊柱。以下切面对这些内容的显示与观察很重要：常规显示脊柱矢状切面，怀疑脊柱异常时可加做脊柱冠状切面及横切面。

● 胎儿四肢：要求观察双侧上臂及其内肱骨、双侧前臂及其内尺骨、桡骨，双侧大腿及其内股骨、双侧小腿及其内胫骨、腓骨，双手及双足有无。以下切面对这些内容的显示与观察很重要：左、右肱骨长轴切面，左、右尺、桡骨长轴切面，左、右尺、桡骨短轴切面，左、右手冠状切面，左、右股骨长轴切面，左、右胫、腓骨长轴切面，左、右胫、腓骨短轴切面，左、右手 / 足矢状切面与足底平面。

（6）胎盘：要求观察胎盘位置、成熟度、胎盘下缘与宫颈内口的关系、脐带胎盘入口、测量胎盘厚度，胎盘厚度应测量胎盘母体面及胎儿面之间的最大垂直距离。以下切面对这些内容的显示与观察很重要：脐带胎盘入口切面，胎盘厚度测量切面，宫颈内口矢状切面。

- 妊娠 28 周前一般不诊断前置胎盘。
- 脐带胎盘入口难以显示或不显示时，应在报告上注明。
- 胎盘早剥主要为临床诊断，据报道，其产前超声检出率低（2% ～ 50%）。

（7）脐带：要求观察脐带血管数目、脐带胎盘入口及胎儿腹壁入口、妊娠 28 周后评估脐动脉血流频谱。以下切面对这些内容的显示与观察很重要：膀胱水平横切面，脐带胎盘入口切面，脐带腹壁入口切面。

（8）羊水量：用羊水池最大深度或羊水指数评估羊水量。

- 测量羊水池最大深度时，超声探头应垂直于水平面。测量区域不能有脐带和肢体。
- 羊水指数的测量是以母体脐部为中心将腹部分为四个象限，依次测量四个象限内羊水池最大深度后求和即为羊水指数。注意所测羊水池不能位于胎儿的一侧。

（9）母体子宫及双附件：要求观察子宫壁、宫颈管、宫颈内口、双侧附件。

- 当经腹超声检查宫颈矢状切面显示欠清时，经会阴超声检查或经阴道超声检查可显示清楚，经阴道超声检查对宫颈内口的观察最好，但在以下情况下慎用：宫颈功能不全、阴道活动性出血、阴道炎。
- 注意扫查子宫壁，尽可能发现较大的子宫肌瘤，观察双附件。
- 目前尚无足够证据支持在低危人群中广泛应用多普勒观测子宫动脉血流情况，但当怀疑宫内发育迟缓或妊娠高血压综合征时建议测量子宫动脉血流频谱。

3. 需存留图像　建议至少存留以下 36 ～ 40 幅超声图（图 2-6-6）：经丘脑横切面、经侧脑室横切面、经小脑横切面、鼻唇冠状切面、双眼球横切面、颜面部正中矢状切面、四腔心切面、左心室流出道切面、右心室流出道切面、三血管切面、三血管气管切面、测量胎心率图（多普勒或 M 型）、膈肌冠状切面或膈肌矢状切面、腹围横切面、脐带腹壁入口切面、膀胱水平横切面、双肾水平横切面或双肾矢状切面或双肾冠状切面、脊柱矢状切面（必要时加做脊柱横切面、脊柱冠状切面）、肩胛骨水平横切面、左侧及右侧肱骨长轴切面、左侧及右侧尺桡骨长轴切面、左侧及右侧尺桡骨短轴切面、双手冠状切面、髂骨水平横切面、左侧及右侧股骨长轴切面、左侧及右侧胫腓骨长轴切面、左侧及右侧胫腓骨短轴切面、左侧及右侧足矢状切面与足底平面、孕妇宫颈内口矢状切面、脐带胎盘入口切面、测量胎盘厚度切面、脐动脉血流频谱图、最大羊水池切面测量最大羊水池深度。

4. 注意事项

（1）虽然系统产前超声检查（Ⅲ级）对胎儿解剖结构进行系统筛查，胎儿主要解剖结构通过上述各切面得以观察与显示，但期望所有胎儿畸形都能通过系统产前超声检查检出是不现实也是不可能的。目前国内外文献报道部分胎儿畸形产前超声检出率如下，供参考。

无脑儿的产前超声检出率：87% 以上。

严重脑膨出的产前超声检出率：77% 以上。

开放性脊柱裂的产期超声检出率：61% ～ 95%。

严重胸腹壁缺损伴内脏外翻的产前超声检出率：60% ～ 86%。

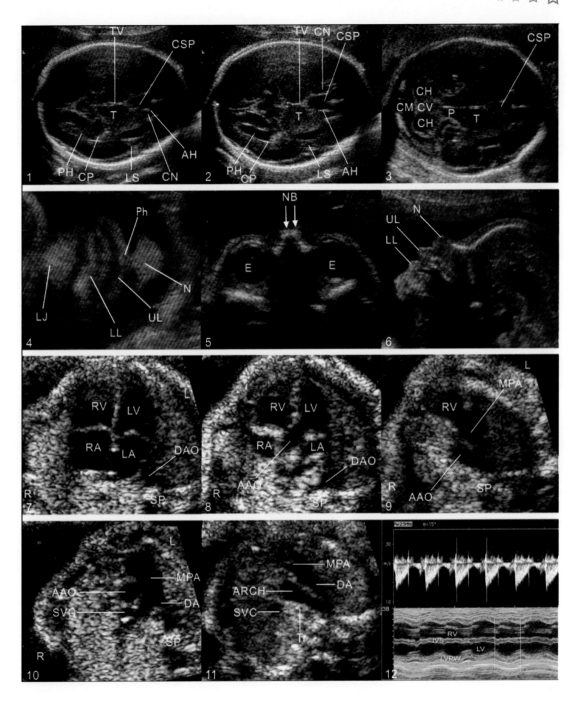

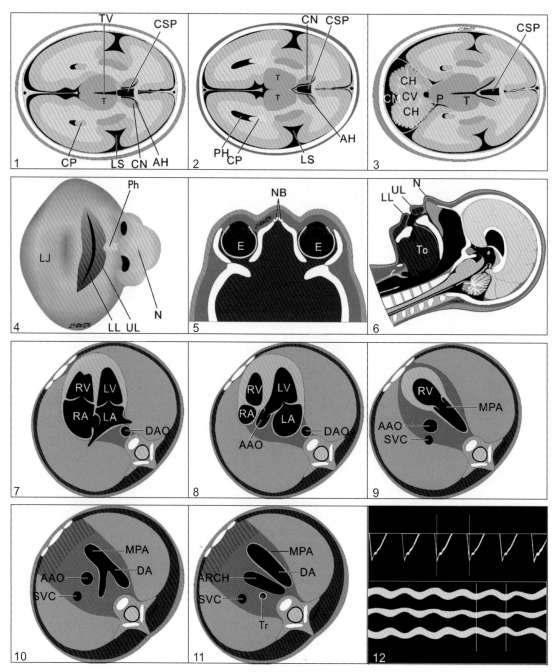

图 2-6-6　Ⅲ级产科超声检查

1. 经丘脑横切面；2. 经侧脑室横切面；3. 经小脑横切面；4. 鼻唇冠状切面；5. 双眼球横切面；6. 颜面部正中矢状切面；7. 四腔心切面；8. 左心室流出道切面；9. 右心室流出道切面；10. 三血管切面；11. 三血管气管切面；12. 测量胎心率图（多普勒或 M 型）。下大图为上大图的模式图

AH. 侧脑室前角；CN. 尾状核；CSP. 透明隔腔；TV. 第三脑室；T. 丘脑；LS. 大脑外侧裂；CP. 脉络丛；PH. 侧脑室后角；P. 大脑脚；CH. 小脑半球；CV. 小脑蚓部；CM. 颅后窝池；N. 鼻子；Ph. 人中；UL. 上唇；LL. 下唇；LJ. 下颌；NB. 鼻骨；E. 眼；To. 舌；R. 右侧；L. 左侧；RV. 右心室；LV. 左心室；RA. 右心房；LA. 左心房；DAO. 降主动脉；SP. 脊柱；AAO. 升主动脉；MPA. 肺动脉主干；ARCH. 主动脉弓；DA. 动脉导管；SVC. 上腔静脉；Tr. 气管；IVS. 室间隔；LVPW. 左室后壁

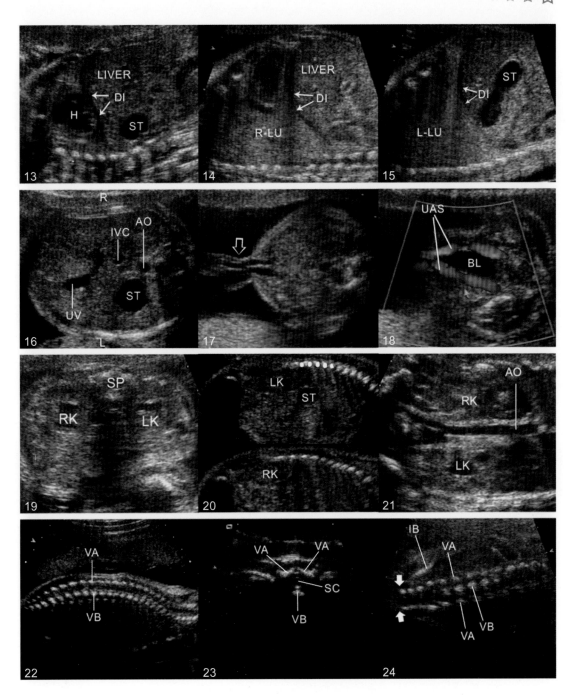

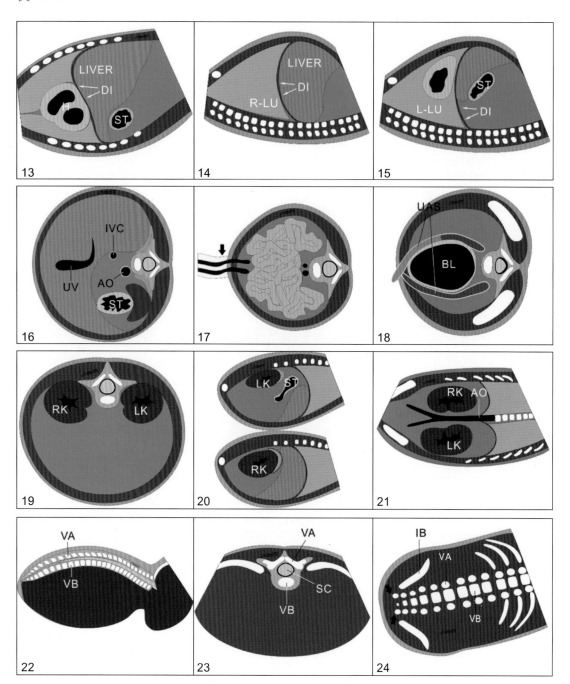

图 2-6-6　Ⅲ级产科超声检查（续）

13.膈肌冠状切面；14.右侧膈肌矢状切面；15.左侧膈肌矢状切面；16.腹围横切面；17.脐带腹壁入口切面；18.膀胱水平横切面；19.双肾水平横切面；20.双肾矢状切面（上图为左肾矢状切面，下图为右肾矢状切面）；21.双肾冠状切面；22.脊柱矢状切面；23.脊柱横切面；24.脊柱冠状切面。下大图为上大图的模式图

H.心脏；ST.胃泡；LIVER.肝；R-LU.右肺；L-LU.左肺；DI.膈肌（箭头所示）；UV.脐静脉；IVC.下腔静脉；AO.腹主动脉；UAS.脐动脉；BL.膀胱；RK.右肾；LK.左肾；VB.椎体；VA.椎弓；SC.脊髓；IB.髂骨；细线箭头所示为膈肌；黑色实心箭头所示为脐带腹壁入口处（图17）；白色实心箭头所示为尾椎处（图24）

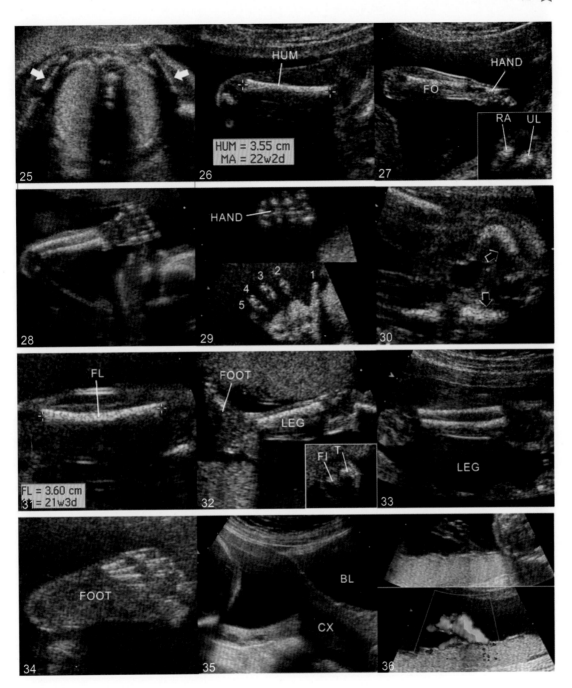

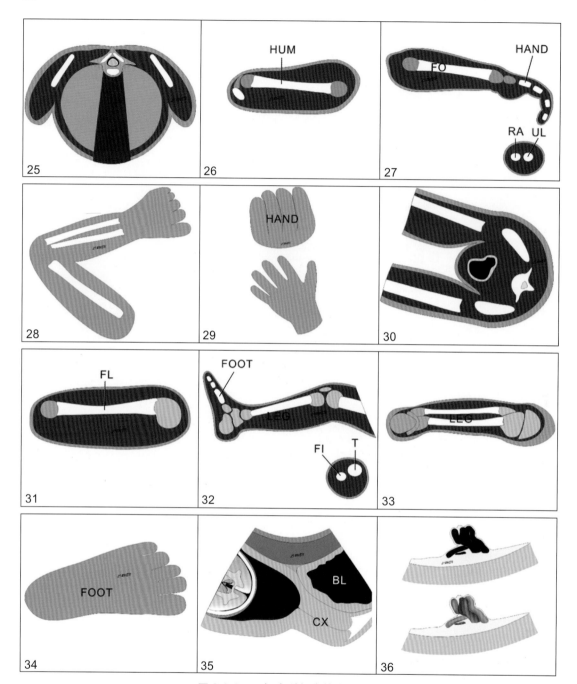

图 2-6-6　Ⅲ级产科超声检查（续）

25.肩胛骨水平横切面；26.肱骨纵切面；27.前臂及手纵切面及前臂横切面；28.前臂及手冠状切面；
29.手切面；30.髂骨水平横切面；31.股骨纵切面；32.小腿及足纵切面及小腿横切面；33.小腿冠状切面；
34.足底切面；35.孕妇宫颈纵切面；36.胎盘脐带入口切面。下大图为上大图的模式图

HUM.肱骨；FO.前臂；HAND.手；RA.桡骨；UL.尺骨；FL.股骨；FOOT.足；LEG.小腿；FI.腓骨；T.胫
骨；CX.宫颈；BL.膀胱；白色实心箭头所示为肩胛骨（图 25）；黑色实心箭头所示为髂骨（图 30）

胎儿唇腭裂的产前超声总检出率：26.6% ～ 92.54%。

单纯腭裂的产前超声检出率：0 ～ 1.4%。

膈疝的产前超声检出率：60.0% 左右。

房间隔缺损的产前超声检出率：0 ～ 5.0%。

室间隔缺损的产前超声检出率：0 ～ 66.0%。

左心发育不良综合征的产前超声检出率：28.0% ～ 95.0%。

法洛四联症的产前超声检出率：14.0% ～ 65.0%。

右心室双出口的产前超声检出率：70.0% 左右。

单一动脉干的产前超声检出率：67.0% 左右。

消化道畸形的产前超声检出率：9.2% ～ 57.1%。

胎儿肢体畸形的产前超声检出率：22.9% ～ 87.2%。

（2）系统产前超声检查（Ⅲ级）受一些潜在因素影响，如孕妇腹壁脂肪厚可导致声衰减，图像质量差；胎儿某些体位可影响一些部位观察（如正枕前位难以显示胎儿颜面部、心脏观察困难，胎儿面贴近宫壁难以显示颜面部等）；羊水过多时胎儿活动频繁，难以获取标准切面；羊水过少时缺乏良好的羊水衬托，胎儿结构显示难度加大等。因此，当一次超声检查难以完成所有要求检查的内容，应告知孕妇并在检查报告上提示，建议复查或转诊。

（3）系统产前超声检查（Ⅲ级）建议在妊娠 20 ～ 24 周进行。

（四）Ⅳ级（针对性）产科超声检查

针对胎儿、孕妇特殊问题进行特定目的的检查，如胎儿超声心动图检查、胎儿神经系统检查、胎儿肢体检查、胎儿颜面部检查等。

一般产前超声检查（Ⅰ级）、常规产前超声检查（Ⅱ级）、系统产前超声检查（Ⅲ级）发现或疑诊胎儿异常、有胎儿异常的高危因素、母体血生化检验异常等均可进行针对性产前超声检查（Ⅳ级）。

（五）有限产科超声检查

有限产前超声检查主要用于急诊超声或床边超声，因病情危急或孕妇难以配合检查，只检查临床医师要求了解的某一具体问题，如只了解胎儿数目或胎心率或孕妇宫颈或羊水量或胎位或盆腹腔积液等。

存留要求检查内容的相关图像即可。

附　产前超声检查说明

请您在进行产前超声检查前，仔细阅读以下告知，以便对产前超声检查有一个客观的认识。

1. 产前超声检查是应用超声的声学物理特性，对孕妇和胎儿进行影像学检查，为妇产科临床医师提供诊断参考的一种检查技术。超声诊断不代表病理诊断及临床诊断。临床诊断是结合了病史、体征、遗传咨询、医学影像、生化免疫、细胞遗传和分子遗传等资料的综合结果。

2. 产科超声检查分为孕早期超声检查（包括早孕期普通超声检查、孕 11 ～ 13^{+6} 周 NT 超声检查）、孕中晚期超声检查（包括Ⅰ级、Ⅱ级、Ⅲ级、Ⅳ级产科超声检查）、有限产

☆　☆　☆　☆

科超声检查、会诊或专家级别产科超声检查，妊娠各期、各级别的产科超声检查的内容、侧重点不一样，请根据您的孕周及检查适应证在妇产科医师的指导下选择相应的产科超声检查。

3. 目前认为以筛查胎儿结构异常为主要目的 3 次超声检查时机是孕 11 ～ 13^{+6} 周 NT 超声检查、孕 20 ～ 24^{+6} 周 Ⅱ 级及 Ⅲ 级产科超声检查、孕 28 ～ 32^{+6} 周 Ⅱ 级及 Ⅲ 级产科超声检查，请您不要错过。

4. "围生医学"是 20 世纪 70 年代初建立起来的、多学科合作的边缘新学科。特点是将胎儿视为独立生命，成为临床直接观察对象。超声对胎儿的更多观察也是 21 世纪才推广的新技术，通过 Ⅱ 级、Ⅲ 级、Ⅳ 级产科超声检查，发现了许多过去出生前无法发现的胎儿畸形，为优生优育做出了贡献。但是对胎儿解剖学、胎儿生理学和病理学的研究还是全新学科，还有很多的未知数，有待研究，因此"能发现"并不代表"一定能发现"，超声检查受各种因素影响，包括孕周、胎儿体位、羊水、胎儿活动、胎儿骨骼声影等，一些器官或部位可能无法显示或显示不清。这就是超声检查的局限性。

5. 本次超声检查结果"未见明显异常"不代表"一切正常"，本次超声检查主要检查报告中"超声描述"的内容，没有描述的胎儿结构不在本次超声检查范围内，比如受目前技术条件所限，胎儿耳、腕骨、掌骨、指骨、距骨、跗骨、跖骨、趾骨、甲状腺、内外生殖器等众多的人体结构尚不能作为产前超声检查项目进行检查，超声也不能显示胎儿染色体，亦不能检测胎儿智力、视力、听力、运动功能、代谢性疾病等。已经检查的胎儿结构形态无异常，不能说明这些结构功能无异常。

6. 胎儿的生长发育是一个逐渐成熟的过程，每次的超声检查结果只代表当时的生长发育水平。胎儿畸形也是一个动态发展的过程，在没有发展到一定阶段或程度时，超声检查是不能发现的。

7. 目前推荐采用的超声检查方法均遵照国际公认的安全性标准进行。

8. 签署本知情同意书表示接受检查者对以上告知已理解。

受检者签名：　　　　　　日期：　年　月　日

第 3 章
正常胎儿超声解剖与测量

熟悉正常胎儿解剖结构，对于识别胎儿异常有重要帮助。目前各国的产前超声检查内容基本一致，即要检查脑室、大脑半球、胸腔、心脏、脊柱、胃、肾和膀胱、脐带与腹壁附着部位，以及肢体长骨如股骨与肱骨等结构。一般认为，妊娠 18 ～ 28 周是了解胎儿各解剖结构的最佳时机，在妊娠 30 ～ 35 周后会愈来愈困难。妊娠中、晚期出现羊水过少、胎儿过度屈曲、胎头衔接、胎体部分受压或孕妇肥胖时，进行系统胎儿检查也不太可能。早孕阶段如果经腹部超声检查不能明确诊断，有条件时须行阴道超声检查。

目前，有许多描述胎儿正常生长参数和生长曲线图。最常用的有头臀长、双顶径、头围、腹围和股骨长，还有其他参数，如肱骨长、尺骨长、胫骨长、锁骨长及眼距等。只有标准切面的测量值，才能提供准确的胎龄与体重，在妊娠不同时期，有不同的最合适的测量指标。

第一节　正常孕早期超声解剖

孕 13 周末以前为孕早期,临床自觉症状有恶心伴有或不伴有呕吐、排尿异常、容易疲乏、自觉胎动等。

一、妊娠囊、卵黄囊、胚芽及心管搏动、羊膜囊

1. 妊娠囊（gestational sac）　超声首先发现的妊娠标志就是妊娠囊，随着超声诊断仪器分辨率的不断提高，观察到子宫内妊娠囊的时间也不断提前，经腹超声一般在停经后 5 ～ 6 周可发现妊娠囊（图 3-1-1），而经阴道超声则在末次月经后 4 周可见妊娠囊（图 3-1-2）。用 5MHz 以上的阴道探头可发现 2 ～ 3mm 大的妊娠囊，相当于妊娠 4 周 1 天至 4 周 3 天大小。

超声发现极早期的妊娠囊，表现为中央极小的无回声区（绒毛腔），无回声区周边为一完整的、厚度均匀的高回声，这一高回声壁由正在发育的绒毛与邻近的蜕膜组成。随着妊娠囊的增大，囊壁回声强度高于子宫肌层，厚度至少不低于 2mm。小妊娠囊常为圆形，随着妊娠囊的增大，变为椭圆形。较大妊娠囊形态则更不规则，主要由于子宫的收缩、肌瘤、种植部位的出血、膀胱过度充盈等引起。正常妊娠囊的位置在子宫中、上部，当受精卵种植到蜕膜化的子宫内膜后，妊娠囊一侧邻近子宫腔回声线，但子宫腔回声线无挤压、移位，有学者将此称为"蜕膜内征"，在极早期诊断中较有价值。但值得注意的是，有时

☆☆☆☆

异位妊娠的假妊娠囊也酷似蜕膜内征，因此应用此征象诊断早孕要谨慎，应进行追踪随诊超声检查以显示卵黄囊或胚芽来确认。

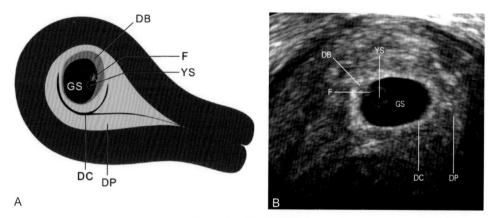

图 3-1-1　妊娠双环征

A. 双环征示意图，妊娠囊（黑色圆球）深入并挤压宫腔线，灰色代表增厚的蜕膜组织；B. 经阴道超声显示双环征，宫腔为潜在的腔隙

DP. 壁蜕膜；DC. 包蜕膜；DB. 底蜕膜，该处增厚，将来发育成为胎盘；GS. 妊娠囊；YS. 卵黄囊；F. 胚芽

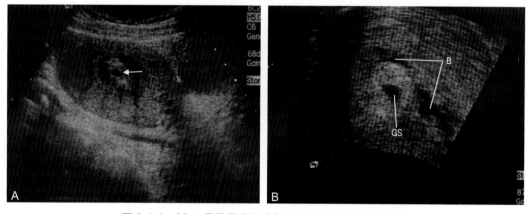

图 3-1-2　32 天早早孕囊经腹部（A）及阴道（B）显示

箭头所示为妊娠囊；GS. 妊娠囊；B. 少量出血

随着妊娠囊的增大，它对子宫腔的压迫越来越明显，形成特征性的"双绒毛环征"（double decidual sac sign）或"双环征"。这一征象在妊娠囊平均内径 ≥ 10mm 时能恒定显示，妊娠囊的宫腔侧表现为两条强回声线，最靠近妊娠囊无回声区的强回声线由平滑绒毛膜与包蜕膜所形成，在其外的另一强回声线则为壁蜕膜，两强回声线之间为宫腔，其内常有微量液体而呈低回声。在妊娠 5 ～ 6 周经腹部超声"双环征"确诊宫内妊娠时最有效，因为在卵黄囊可显示以前可据此诊断宫内妊娠。

检出"双环征"或妊娠囊内见到卵黄囊或胚胎时可确定为早孕。若妊娠囊内未见卵黄囊或胚胎，诊断早孕要谨慎，需与假孕囊相鉴别。正常孕囊位于宫腔中上段，轮廓光滑完整，壁回声强且厚度均匀、饱满，位于一侧子宫蜕膜内，可见双环征，并随孕龄增长而增长（平均速度 1.2 ～ 1.5mm/d）（图 3-1-1，图 3-1-2）。假孕囊轮廓不规则或不清楚，壁回声明显增强、厚度不均匀，位于宫腔中央（两侧蜕膜之间），不定形，囊内无胚芽和卵黄囊，有时可见少许点状强回声，不随孕龄增长而增长，多见于宫腔积血和异位妊娠时的宫内蜕膜反应，以及分泌期子宫内膜出现的环状回声。

宫内未见妊娠囊时，要排除膀胱充盈不佳所致，月经不规则的妇女也可出现假阴性表现，须结合临床进行复查。经阴道超声检查常能发现经腹部超声检查不能发现的早期妊娠和异位妊娠。

2. 卵黄囊（yolk sac）　是妊娠囊内超声能发现的第一个解剖结构。胚胎学称之为继发卵黄囊，由于原发卵黄囊超声不能检出，超声学将这一结构简单地称为卵黄囊。正常妊娠时，卵黄囊呈球形（图 3-1-3），囊壁薄呈细线状强回声，中央为无回声，透声好，在孕 5 ～ 10 周，其体积稳步增长，最大不超过 5 ～ 6mm，此时相当于头臀长 30 ～ 45mm 的胚胎。妊娠 5 ～ 6 周后，经阴道超声检查，正常妊娠 100% 可显示卵黄囊（图 3-1-3）。妊娠 7 周时，卵黄囊最大，平均内径 5mm。多数妊娠囊内还可见到体蒂及其内血流信号，有时可见卵黄囊蒂，呈细线状高回声，连接卵黄囊与脐带蒂部（图 3-1-4）。

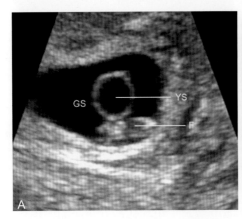
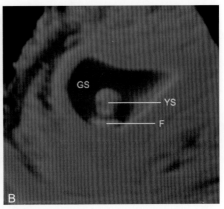

图 3-1-3　卵黄囊

停经 6 周 5 天，经腹部二维超声（A）及三维超声（B）显示卵黄囊及胚芽

YS. 卵黄囊；GS. 妊娠囊；F. 胚芽

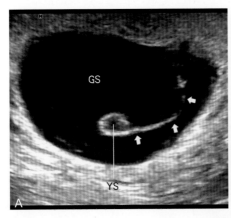
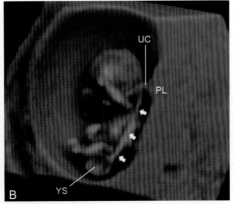

图 3-1-4　卵黄囊及卵黄囊蒂

停经 10 周 6 天，经腹部二维超声（A）及三维超声（B）显示卵黄囊（YS）及卵黄囊蒂（箭头）

GS. 绒毛膜囊；UC. 脐带；PL. 胎盘

☆★☆☆

妊娠10周以后，卵黄囊逐渐缩小，偶可呈不规则状。孕早期末，卵黄囊多不再为超声检出，分娩后，在胎盘的胎儿面靠近脐带处仔细寻找有时仍能发现。

卵黄囊功能受损可能导致卵黄囊过小或不显示，羊膜囊发育不良可能导致卵黄囊过大或持续存在，卵黄囊膜代谢功能改变致分泌物增多与滞留，也可能导致卵黄囊过大。所以如果超声显示卵黄囊过大（≥10mm）或过小（<3mm）或不显示，均提示妊娠后果不良。近年有学者发现卵黄囊壁回声过高与胎儿染色体异常有关。总之，卵黄囊出现上述异常之一时，应进一步追踪检查，以排除染色体异常及胎儿畸形。如果一个妊娠囊内发现两个卵黄囊，应注意是否存在双胎妊娠的可能（图3-1-5）。

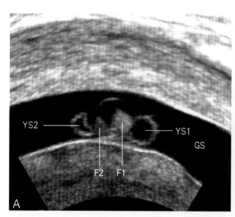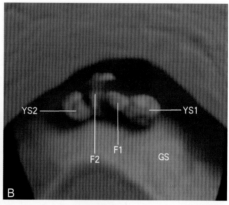

图 3-1-5　单绒毛膜双胎妊娠、双卵黄囊

停经6周3天，经阴道二维超声（A）及三维超声（B）显示1个妊娠囊（GS）内存在2个卵黄囊及2个胚芽回声

YS1. 卵黄囊1；YS2. 卵黄囊2；F1. 胚芽1；F2. 胚芽2

3. 胚芽（fetal buds）及心管搏动（fetal heartbeat）　用现代高分辨率的阴道探头检查，胚盘最初可在卵黄囊的一侧表现为局部增厚的强回声小结构。多数专家认为超声检出胚盘的最小长度为1～2mm，相当于妊娠5～6周，妊娠囊平均内径为5～12mm时。

胚胎学研究认为，心管搏动早在妊娠的第36天即已开始，对人工授精的胚胎研究表明，阴道超声可在孕34天时检出胎心搏动，此时胚长为1.6mm。

超声图上，一般来说，胚长为4～5mm时，常规能检出原始心管搏动，相应孕周为6～6.5周，相应孕囊大小为13～18mm。经腹部超声检查，在孕8周时，妊娠囊平均内径为25mm，应能确认胎心搏动。如经腹超声检查妊娠囊平均内径＞25mm或经阴道超声检查妊娠囊平均内径＞20mm应能观察到胎心搏动，如果不能观察到胎心搏动，应考虑胚胎停育。经阴道超声检查胚胎长＞5mm或经腹超声检查胚胎长＞9mm而未能观察胎心搏动时应考虑为胚胎停育。

孕早期，不同孕周胎心率不同。妊娠6½周前，胎心搏动＜100次/分，其后胎心搏动逐渐加快，至孕9周可达180次/分，随后逐渐减缓，至孕14周时约140次/分。

胚期（妊娠10周内）超声可观察到胚胎解剖结构的巨大变化，此时期头臀长每天约增长1mm。在第6周，随着胚胎头、尾端向腹侧蜷曲，从扁平的胚盘快速发展成为具有三维空间关系的 C 形结构。此时以头部发育最快，变化最显著，前神经孔闭合，后神经孔延长并卷入尾部。不久以后，羊膜囊出现，包绕发育的胚胎，卵黄囊与胚胎相互分离。尽管此时卵黄囊位于羊膜囊之外，但超声仍能显示卵黄囊与胚胎之间有卵黄管即脐肠系膜管相连，这一结构内有动脉和静脉，可将血液成分、营养物质、原始生殖细胞从卵黄囊运送到胚胎。

妊娠第 7～8 周，上、下肢肢芽长出，超声显示为一棒状结构，伴随手和足的早期发育，妊娠 8 周时胚胎初具人形（图 3-1-6，图 3-1-7）。

妊娠第 9 周，四肢更明显，躯干开始增长和变直（图 3-1-6），同时可出现明显的生理性中肠疝（midgut herniation）（图 3-1-8）。

由于肠的增长速度比胚体的增长速度快，使得肠管形成一凸向腹侧的 "U" 形弯曲，称为中肠袢（midgut loop）。胚胎第 6 周，肠袢生长迅速，腹腔容积相对较小，加上肝和中肾的增大，迫使肠袢进入脐腔，便形成了胚胎性的生理性中肠疝。

妊娠第 10 周，胚长 30～35mm，胚胎已具人形，能显示手与足，并能区分之，尾已退化不再存在（图 3-1-6）。

妊娠第 11～12 周，由于腹腔增大、中肾萎缩及肝生长速度减慢，肠袢便从脐腔开始退回到腹腔（图 3-1-6）。

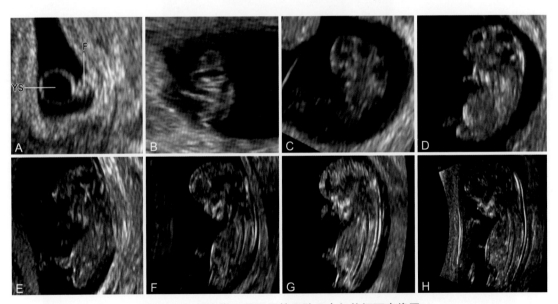

图 3-1-6　早孕期不同孕周的胚胎正中矢状切面声像图

A. 月经龄 6 周 4 天的胚芽；B. 月经龄 7 周 1 天的胚；C. 月经龄 8 周 1 天的胚；D. 月经龄 9 周的胚；E. 月经龄 10 周 2 天的胚；F. 月经龄 11 周 2 天的胎儿；G. 月经龄 12 周 1 天的胎儿；H. 月经龄 13 周 2 天的胎儿

YS. 卵黄囊；F. 胚芽

4. **羊膜囊（amnion）**　早期羊膜囊菲薄（0.02～0.05mm），超声常不显示，偶可在胚的一侧显示为膜状结构围成囊状，而另一侧为卵黄囊，两者基本相等，因此有学者将此称为 "双泡征"（double bubble sign）。由于胚及羊膜腔的快速发育，"双泡征" 仅为一过性表现，孕 7 周后不再出现。而此时，如果加大增益或用高频阴道探头检查，可以清楚显示薄层羊膜，在绒毛膜腔内形成一球形囊状结构即为羊膜囊，胚胎则位于羊膜囊内（图 3-1-7、图 3-1-8）。在头臀长达 7mm 或以上时，正常妊娠常可显示弧形羊膜及羊膜囊。随着胚胎早期的进一步发育，头臀长与羊膜囊直径之间呈有趣的线性增长关系，即不仅两者均以每日 1mm 的生长速度增长，而且它们的绝对测量值也基本相等，如正常时头臀长约 12mm，羊膜腔平均直径也为 12mm。有些病例，仅在超声束与羊膜垂直的部分才能显示出羊膜回声；有些正常妊娠根本就不能显示羊膜回声，因此，未显示羊膜不应认为妊娠失败。

由于羊膜腔较绒毛膜腔增大更快，最终羊膜与绒毛膜紧密相接。一般在孕 12 ～ 16 周羊膜与绒毛膜全部融合，绒毛膜腔消失，此时不再显示羊膜，也有少数人在晚期妊娠时仍可见，目前尚不能说明有何病理意义。

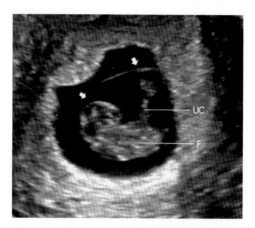

图 3-1-7　停经 8 周胚胎

经腹超声显示胚胎矢状切面，可显示胎头、胎体、脐带、羊膜囊（箭头）

UC. 脐带；F. 胚胎

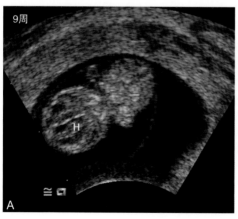
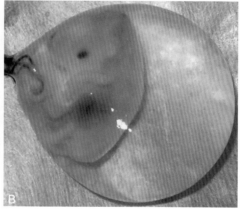

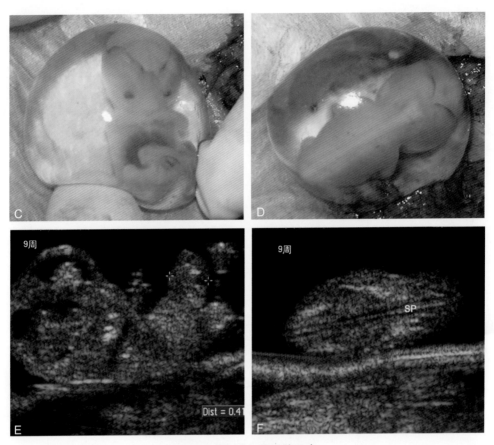

图 3-1-8　孕 9 周胚胎回声

输卵管妊娠，经阴道超声（A）、手术后的完整标本照片（B. 侧面观；C. 正面观；D. 背面观）及标本高频（14.0MHz）超声检查（E、F）

H. 胎头；SP. 脊柱；"＋＋"为生理性中肠疝，直径为 0.412cm

二、中枢神经系统

中枢神经系统由神经管发育而来。孕早期胎儿神经系统各结构出现顺序见图 3-1-9。

1. 胎儿颅脑　脑起源于神经管的头端，胚胎在第 4 周末时，神经管头段形成了 3 个脑泡（brain vesicle），由前向后依次为前脑泡、中脑泡和后脑泡（即菱脑泡），1 周后前脑泡的头端向两侧膨大形成左右两个端脑（telencephalon），端脑即是大脑半球的前身。前脑泡的尾端形成间脑，前脑泡的腔形成两个侧脑室和第三脑室。中脑泡演变为中脑，中脑泡的腔形成中脑导水管。后脑泡（即菱脑泡）形成后脑与末脑，菱脑泡演变为脑桥、小脑和延髓，菱脑泡的腔形成宽大的第四脑室。

妊娠 7 ～ 8 周时在矢状切面上，可清楚显示胚胎头端内的原始脑泡，均表现为低回声或无回声结构，前脑泡位于胚胎的最前方，菱脑泡位于最后方，中脑泡则位于两者之间，在横切面上可显示两个无回声结构，此即为中脑泡和菱脑泡。到第 8 周末，脑中央出现一线状强回声结构为大脑镰，此时双顶径约 8mm。不久以后，强回声的脉络丛几乎充满侧脑室，此时期最明显、最容易显示的就是脉络丛。孕第 8 周末开始，小脑开始从菱脑后部份向两侧发育成小脑半球，两者在中线处分离。在孕第 10 周两侧小脑半球在中线处开始联合，超声显示为两端略大、中间略窄的低回声结构。

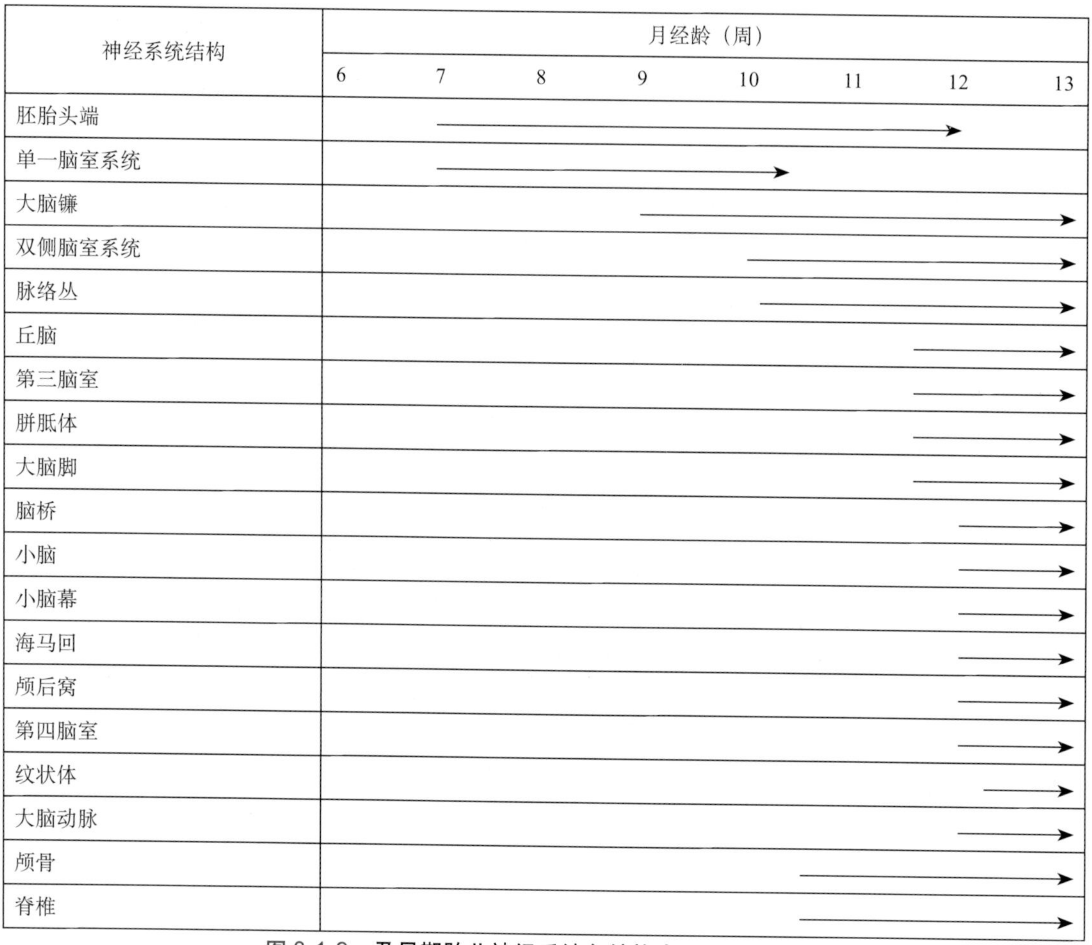

神经系统结构	月经龄（周）						
	6	7	8	9	10	11	12	13
胚胎头端		→————————————————————→						
单一脑室系统		→—————————————→						
大脑镰				→——————————————————→				
双侧脑室系统					→————————————→			
脉络丛					→————————————→			
丘脑							→——————→	
第三脑室						→——————————→		
胼胝体							→——————→	
大脑脚							→——————→	
脑桥							→——————→	
小脑							→——————→	
小脑幕							→——————→	
海马回							→——————→	
颅后窝							→——————→	
第四脑室							→——————→	
纹状体							→——→	
大脑动脉							→——→	
颅骨						→——————————→		
脊椎						→——————————→		

图 3-1-9　孕早期胎儿神经系统各结构出现顺序示意图

　　孕 10 周颅骨开始骨化，第 11 ~ 12 周，颅骨骨化明显，脑内的基本结构在孕 11 ~ 12 周已基本形成，如丘脑、第三脑室、中脑、脑干、小脑半球等。孕 12 周正常颅脑横切面声像图表现为椭圆形的颅骨强回声环、低回声脑皮质厚 1 ~ 2mm，侧脑室被高回声的脉络丛充填，双侧脉络丛呈"蝴蝶形"（图 3-1-10A），两侧小脑半球不断向中线靠拢，小脑蚓部未发育完全。冠状切面或正中矢状切面可观察到第四脑室、颅后窝池、间脑、菱脑等结构（图 3-1-10B，图 3-1-10C，图 3-1-11），可利用测量胎儿脑干宽度增加和第四脑室与颅后窝池之间的宽度减少来筛查开放性脊柱裂。

　　2. 胎儿脊柱　在孕 10 周以前表现为低回声平行线，10 周以后脊椎开始骨化，在孕 12 周后便可很好显示（图 3-1-12）。此时，部分颈椎及部分骶椎椎体尚未骨化（图 3-1-12A，图 3-1-12B），而脊髓长度与椎管长度几乎等长，脊髓圆锥下缘达椎管末端（图 3-1-12C），而颈部及骶部椎体的骨化要到 16 ~ 18 周才能完成。脊椎矢状切面表现为两条串珠状排列整齐平行强回声带（图 3-1-12A），椎体冠状切面表现为一条串珠状排列整齐强回声带（图 3-1-12B）。椎管冠状切面可显示其内脊髓及其两侧串珠状排列整齐的椎弓强回声带，脊柱骶尾部椎管冠状切面可观察到脊髓圆锥的位置（图 3-1-12C）。

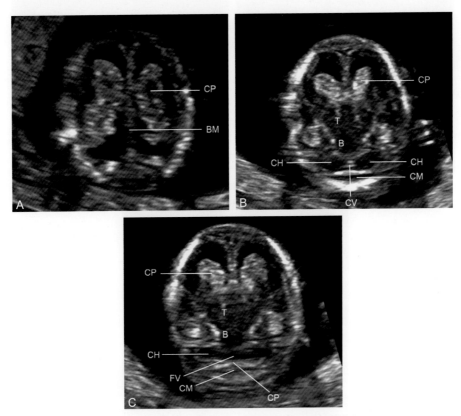

图 3-1-10 孕 13 周胎儿，声束经前囟颅脑系列切面

A. 经侧脑室横切面，大脑镰（BM）把左右大脑半球分开，侧脑室被强回声的脉络丛（CP）充填，双侧脉络丛呈"蝴蝶形"；B. 经小脑横切面，显示小脑半球（CH）、小脑蚓部（CV）、颅后窝池（CM）、丘脑（T）、脑干（B）等；C. 经第四脑室横切面，显示小脑半球、第四脑室（FV）、颅后窝池、丘脑、脑干等

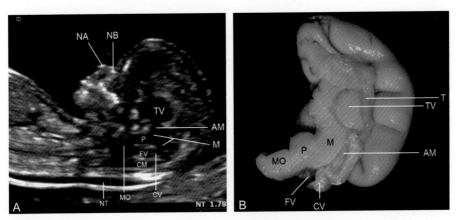

图 3-1-11 孕 12 周胎儿正常颅脑结构

A. 胎儿头颈及上胸部正中矢状切面显示第三脑室（TV）、中脑（M）、中脑导水管（AM）、小脑蚓部（CV）、第四脑室（FV）、颅后窝池（CM）、延髓等结构；B.12 周颅脑标本正中矢状位断层图

NB. 鼻骨；NA. 鼻尖；MO. 延髓；P. 脑桥；T. 丘脑

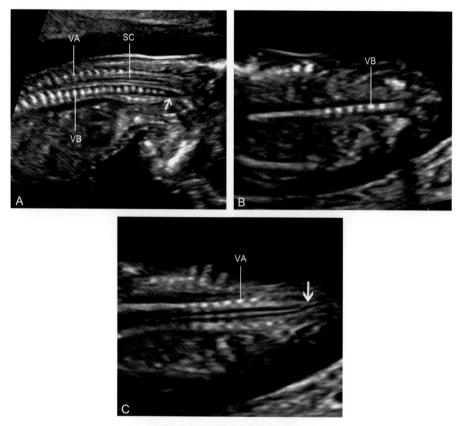

图 3-1-12　孕 13 周胎儿脊柱

A.颈胸段脊柱矢状切面显示颈 1～3 椎体尚未骨化(箭头)，其余椎体(VB)与椎弓(VA)呈双平行强回声带，位于两者之间为脊髓（SC）；B.腰骶尾段椎体冠状切面显示椎体呈一平直强回声带，骶 4、骶 5 及尾椎椎弓均未骨化；C.腰骶尾段的椎管冠状切面显示脊髓圆锥下缘达椎管末端（箭头）

三、心脏

胎儿心脏首先为单一的管状结构，孕 8 周后心脏各分隔形成，心脏于孕 10 周末基本发育完成，用高分辨率超声可以显示其结构，特别是经阴道超声显示更清晰，经阴道超声可以在孕 11 周、经腹超声可以在孕 12 周观察胎儿心脏结构：左右心房、左右心室、左右房室瓣、房室间隔、主动脉、肺动脉、动脉导管、心脏位置等。最初报道孕早期超声检查胎儿心脏结构异常的方法是经阴道超声，最近经腹超声检查成为了主流。早孕期超声检查胎儿心脏的方法与中孕期相同，主要的检查切面有四腔心切面（图 3-1-13A、图 3-1-13B）、左心室流出道切面、右心室流出道切面及三血管气管切面（图 3-1-13C、图 3-1-13D）等，有时二维图像不清晰时，彩色多普勒超声有助上述切面的显示，流出道彩色多普勒主要表现为"X"征（交叉的大动脉形成）、"b"征（升主动脉、主动脉弓、主肺动脉和动脉导管形成）、"V"征（主动脉弓、主肺动脉和动脉导管形成）（图 3-1-13D）。目前，对于孕早期超声对各切面的显示率报道不一，主要受胎儿孕周、检查的方法（经腹或经阴道超声）、检查者的技术等影响，多数认为孕 12 周后超声检查心脏各切面及结构的显示率均较佳。Haak 等评估了 85 例单胎孕 11^{+0} ～ 13^{+6} 周时经阴道超声检查不同心脏切面的可行性（四腔心切面、主动脉根部切面、主动脉长轴切面、肺动脉干切面、三血管平面、大动脉短轴切面），11 周和 13 周的检查成功率分别约为 20% 和 92%。Huggon 等研究还发现，检查失败和成功的平均头臀长分别约为 56.3mm 和 61.4mm；若头臀长 > 60mm，孕早期经阴道胎儿超声心动图检查的成功率约为 90%。

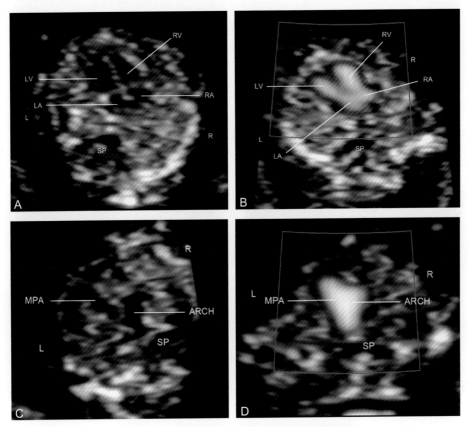

图 3-1-13　孕 12 周 5 天胎儿正常心脏声像图

胎儿四腔心切面二维（A）及彩色多普勒血流成像（B）；胎儿三血管气管切面二维（C）及彩色多普勒血流成像（D）

LA. 左心房；RA. 右心房；LV. 左心室；RV. 右心室；L. 左侧；R. 右侧；SP. 脊柱；MPA. 主肺动脉；ARCH. 主动脉弓

四、泌尿生殖系统

1. 胎儿肾　早在孕 9 周时即能被经阴道超声检出，孕 12 周 86%～99% 的胎儿可显示肾，孕 13 周显示率可达到 92%～99%。孕早期胎儿肾表现为脊柱两侧的椭圆形稍高回声结构，当二维超声不能清晰显示双肾时，可以在双肾冠状切面上利用彩色多普勒对双肾动脉进行检测，有助于判断双肾是否存在。

2. 胎儿膀胱　表现为盆腔内小的无回声区，近年的研究表明，12 周胎儿的膀胱显示率为 88%，13 周膀胱显示率可达到 92%～100%。彩色多普勒血流显像可确认胎儿膀胱的存在，横切胎儿盆腔时，无回声的小膀胱显示在两条脐动脉之间，几乎为脐动脉所包绕。孕早期正常膀胱上下径 4～6mm，应在正中矢状切面上测量，超过 7mm 应警惕膀胱增大，超过 10mm，应考虑巨膀胱。

五、胎儿腹部

孕 7 周，由于肠的迅速增长和肝、中肾的迅速发育，肠襻突入脐带中的脐腔而形成生理性中肠疝（midgut herniation）（图 3-1-14A），这种生理性中肠疝持续存在至第 11 周，第 10 周因腹腔迅速增大，肠开始退回腹腔，到第 12 周肠管则完全回复到腹腔内（图 3-1-14B）。近年的研究表明，生理性中肠疝最大横切面直径不应超过 7mm，且头臀长大于 44mm 时不应再有生理性中肠疝。

胎儿胃在早孕期表现为上腹部左侧小的无回声结构（图 3-1-15），可早在第 8 周时显示，孕 12 周时胎儿胃显示率可达 97%。胎儿吞咽在孕 12 ～ 13 周以后才出现，此前显示的胃内液体可能主要为胃分泌所致。胎儿食管在矢状切面上表现为双层或多层强回声线，笔者观察孕 11 ～ 13^{+6} 周胎儿食管显示率可达 98%。

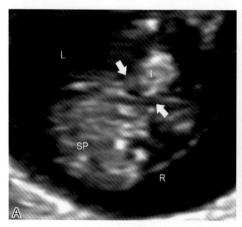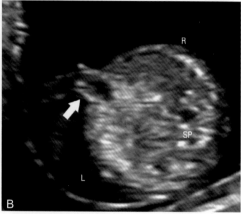

图 3-1-14　胎儿脐带腹壁入口横切面声像图

A. 10 周胎儿生理性中肠疝声像图；B. 13 周胎儿正常脐带腹壁入口（箭头）声像图

I. 肠管；L. 左侧；R. 右侧；SP. 脊柱

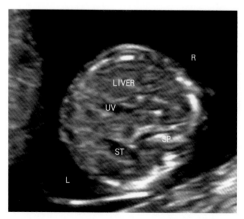

图 3-1-15　孕 12 周胎儿上腹部横切面

SP. 脊柱；ST. 胃泡；LIVER. 肝；UV. 脐静脉；L. 左侧；R. 右侧

☆ ☆ ☆ ☆

胎儿胆囊在 7 周时由肝憩室的尾支发育而来，胆汁则在 14 周左右才形成。胆囊在 13 周以前不能显示，13 周显示率仅为 50%，14 周后正常胎儿常可检出胆囊。

六、胎儿肢体

孕 7 ～ 8 周，上、下肢肢芽长出，超声显示为一棒状结构，伴随手和足的早期发育。从第 9 周起超声可清晰显示上、下肢，并可见股骨和肱骨，从第 10 周起可见胫骨/腓骨，桡骨/尺骨，孕 11 周后可显示胎儿手指和足趾。在孕 11 ～ 14 周时肱骨、尺桡骨、股骨和胫腓骨长度相近，并且随妊娠呈线性增长。早孕期胎儿手指总处于伸开状态而容易显示（图 3-1-16A），与中、晚期胎儿手指常处于握拳状态不同。同样，足也呈自然姿势，膝关节常呈轻曲状态（图 3-1-16B）。

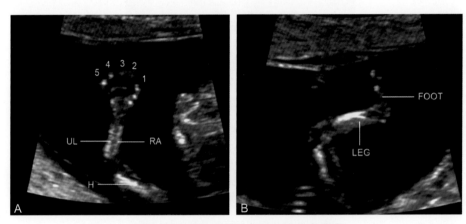

图 3-1-16　孕 12 周 4 天胎儿肢体声像图

A. 胎儿上肢声像图；B. 胎儿下肢声像图

1. 拇指；2. 示指；3. 中指；4. 环指；5. 小指；UL. 尺骨；RA. 桡骨；H. 肱骨；FOOT. 足；LEG. 小腿

七、胎儿颜面部

孕 10 周时，胎儿的面部结构基本发育完全，眼的结构于孕 8 周时基本形成；双侧腭突融合及原发腭和继发腭在中线处融合形成腭部也发生于孕 10 周前，耳廓于孕 10 周时形成。孕 9 ～ 10 周可显示上颌骨及下颌骨，10 ～ 11 周可显示眼眶回声。11 周可显示眼球内晶状体呈极小的圆形回声小结构，14 周显示率明显增高。在孕 6 ～ 12 周，颜面部矢状面变化较大，孕 7 周前额骨明显突出，上颌骨生长明显快于下颌骨生长，因而显示上颌骨较下颌骨明显增大，到孕 12 周，下颌骨生长才赶上上颌骨，达上颌骨大小。因此，孕 12 周后，胎儿颜面部的基本解剖结构均已完全建立，我们研究发现利用胎儿系列颜面冠状切面可以更好地观察早孕晚期胎儿颜面结构，如双眼眶斜冠状切面（图 3-1-17A）、鼻后三角冠状切面（图 3-1-17B）和鼻唇冠状切面（图 3-1-17C）。双眼眶斜冠状切面可观察到胎儿双侧眼球、双耳等结构。鼻后三角区冠状切面可观察到双侧鼻骨、上颌骨、上牙槽骨及下颌骨等结构。鼻唇冠状切面可观察到上唇、下唇及鼻，但由于此时期胎儿皮肤及皮下组织较薄，该切面常难以清楚显示。

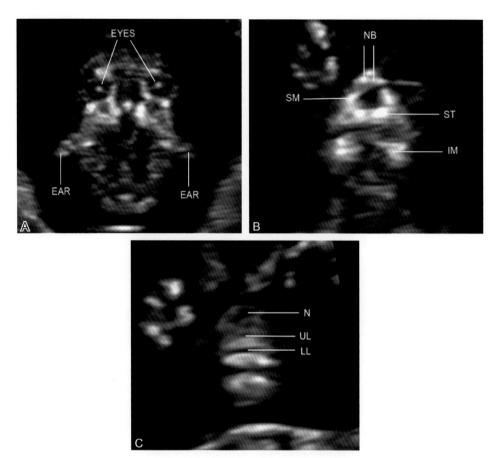

图 3-1-17　胎儿颜面部系列冠状切面

A. 双眼眶斜冠状切面显示双眼球（EYES）及双耳（EAR）；B. 鼻后三角冠状切面显示双侧鼻骨（NB）、上颌骨（SM）、上牙槽（ST）及下颌骨（IM）；C. 鼻唇冠状切面显示上唇（UL）、下唇（LL）及鼻（N）

鼻骨检测：鼻骨的超声评估目前也是此时期筛查染色体异常的一个新指标，有研究发现合并使用 NT、鼻骨及母体游离 β-hCG 及 PAPPA 进行唐氏综合征筛查，在假阳性率为 5% 时，有可能检出超过 95% 的 21- 三体综合征。

孕早期鼻骨的超声检查切面主要为正中矢状切面：正中矢状切面与 NT 测量的要求类似，但超声声束平面应与鼻骨垂直，鼻的声像图中应可见三条清晰的线（图 3-1-18），鼻背部表面的短线为皮肤，下方较厚且回声较强的短线为鼻骨，第三条线与皮肤几乎相连但回声略强，即为鼻尖，尽可能放大图像至只显示头部及上胸。

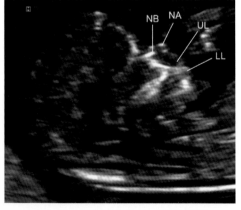

图 3-1-18　孕 12 周 5 天胎儿鼻骨

正中矢状切面显示胎儿鼻骨（NB）、鼻尖（NA）、上唇（UL）、下唇（LL）等结构

八、胎儿颈项透明层厚度

胎儿颈项透明层厚度（nuchal translucency，NT）是指胎儿颈后皮下的无回声带，位于皮肤高回声带与深部软组织高回声带之间。这是孕早期尤其在早孕晚期，所有胎儿均可出现的一种超声征象。孕早期 NT 增厚与唐氏综合征、先天性心脏病的危险性增高有关。增厚的 NT 可以逐渐发展成为大的水囊瘤，可伴有或不伴有胎儿水肿。绝大部分胎儿 NT 增厚在孕中期恢复正常。

20 世纪 80 年代，许多学者发现，孕早期颈部水囊瘤可有不同的表现，主要为有分隔和无分隔水囊瘤两类。同时观察到孕早期水囊瘤可逐渐消退或形成颈后皮肤皱褶增厚，或完全正常，但仍与非整倍体染色体畸形有关。1985 年 Benacerraff 等首次报道孕中期超声检测颈后皮肤皱褶厚度（nuchal fold，NF）≥ 6mm，患 21- 三体综合征的危险性增加。1992 年，Nicolaids 等提出使用"nuchal translucency（NT）"这一名称来描述孕早期胎儿颈部皮下的无回声带。

NT 于 20 世纪 90 年代开始应用于临床后，现已广泛用于筛查胎儿染色体异常，特别是唐氏综合征。据统计，利用 NT 及孕妇年龄可以筛查 75% 左右的 21- 三体综合征患儿。

1. NT 检查时间　一般认为在孕 11 ～ 13^{+6} 周测量 NT 较好，此时头臀长相当于 45 ～ 84mm。可用经腹部超声测量，亦可用经阴道超声测量，两者成功率相似。孕 10 ～ 13 周 98% ～ 100% 可测量 NT 的厚度，而 14 周则降至 90%。经阴道超声在孕 10 周时测量 NT 成功率为 100%，孕 14 周时降至 11%。Whitlow 等认为测量 NT 及检查早期胎儿结构的时间为孕 13 周。

2. NT 测量方法　标准测量平面为胎儿正中矢状切面。此切面亦是测量头臀长的标准切面，显示此切面时，要求尽可能将图像放大，清晰显示并确认胎儿背部皮肤，在颈部皮肤高回声带的深部显示无回声或低回声带即为 NT（图 3-1-19A）。测量时应在 NT 的最宽处测量垂直于皮肤强回声带的距离，测量游标的内缘应与 NT 的强回声线的内缘相重叠（图 3-1-19B）。

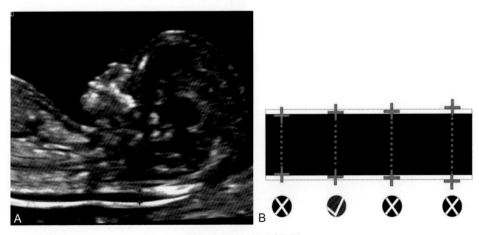

图 3-1-19　NT 测量图

A. 孕 12^{+5} 周正常胎儿 NT 测量，厚约 0.22cm；B. "√"表示测量正确；"×"表示测量错误

NT 测量注意事项：

要求使用高分辨力实时超声仪器测量 NT，且有良好的局部放大功能，仪器测量精度应达 0.1mm。

特别注意区分胎儿皮肤与羊膜。此时期胎儿颈背部皮肤与羊膜均表现为膜状高回声带，如果将羊膜误认为颈部皮肤时，所测量的所谓"NT"实际上为羊膜与皮肤之间羊水的厚度，而非 NT。区别羊膜和胎儿颈背部皮肤最好的方法是在胎动时进行区别，胎动时颈背部皮肤随胎动而动，而羊膜无此表现。另外，将图像放大后仔细观察亦可辨认。

注意在正中矢状切面上测量 NT。如果切面不满意，可等待胎动后胎儿位置改变再观察测量。

有颈部脑脊膜膨出、颈部脐带时，注意辨认，避免误测。

胎儿颈部姿势亦可影响 NT 的测量。Whitlow 等发现与胎儿颈部自然伸位（不后仰也不前屈）相比，胎儿颈部仰伸时，NT 测量值平均可增加 0.62mm，而胎儿颈部前屈时平均可减少 0.4mm。在胎儿颈部自然伸展状态下，NT 测量的可重复性最佳，95% 重复测量相差不超过 0.48mm，而在胎儿后仰时相差可达 1.04mm，前屈时达 0.7mm。

同一操作者之间及不同操作者之间可重复性测量有一定差异。Pandya 等对 NT 测值的重复性进行了研究，让 4 位医师测量 200 例孕 10 ～ 14 周胎儿 NT 厚度，发现在同一测量者之间及不同测量者之间重复测量的差异在 0.5 ～ 0.6mm，且与 NT 厚薄无关。Braithwaite 等研究了经腹部（1641 例）及经阴道（88 例）超声测量 NT 的重复性，发现 95% 病例经腹部重复测量 NT 平均相差约 0.44mm，经阴道平均相差约 0.23mm。

3. NT 判断标准　最近研究表明，NT 随着孕龄的增长而增加，因此，不同孕周测量 NT 显然不能使用同一个标准来判断。目前多数学者认为不同孕周使用不同截断值来判断更敏感且更具特异性，但目前大部分研究仍使用 NT ≥ 3mm 为异常标准。

NT 正常值范围随孕周的增长而增大。Pandya 报道胎儿头臀长从 38mm 增加到 84mm 时，NT 中位数从 1.3mm 增加到 1.9mm，NT 的第 95 百分位从 2.2mm 增加到 2.8mm。Nicolaids 研究结果（图 3-1-20）表明随着头臀长的增大，NT 在第 5、第 25、第 75 和第 95 百分位数增大。第 99 百分位 NT 值为 3.5mm。

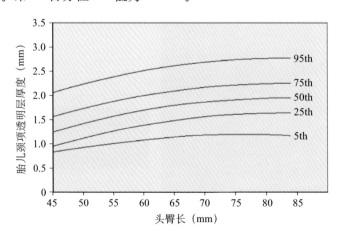

图 3-1-20　胎儿头臀长与胎儿 NT 的第 5、第 25、第 50、第 75、第 95 百分位数关系

[引自 K H Nicolaides, V Heath, A W Liao. The 11-14 week scanBailliere's best practice & research. Clinical obstetrics & gynaecology, 2000 Aug;14(4):581-94.]

第二节　正常孕中晚期胎儿超声解剖

随着超声仪器的发展及仪器分辨率的不断提高，图像质量不断得到改善，胎儿超声检查也越来越细致。对胎儿各系统、各结构的生长发育及形态变化的认识也越来越深刻。本节主要讨论孕中晚期胎儿解剖结构的超声图像特点及其在生长发育过程中的变化特征。

进行胎儿超声检查时首先要清楚胎产式与胎方位（参见第 2 章）及胎儿的前后、左右、上下等位置关系（图 3-2-1）。

当胎儿为头先露且脊柱在母体右侧时，靠近母体腹壁的一侧为胎儿的左侧，如靠近母体腹壁的上肢为胎儿左上肢。当胎儿为头先露且脊柱在母体左侧时，靠近母体腹壁的一侧为胎儿的右侧，如靠近母体腹壁的上肢为胎儿右上肢。当胎儿为臀先露且脊柱在母体右侧时，靠近母体腹壁的一侧为胎儿右侧；而脊柱位于母体左侧时，靠近母体腹壁一侧为胎儿左侧。

清楚胎儿左右侧对判断胎儿各器官的位置非常重要。以上内容可以简单描述如下。

● 胎儿头先露时：脊柱右（胎儿脊柱在母体的右侧），前为左（近母体腹壁的一侧为胎儿左侧）；脊柱左（胎儿脊柱在母体的左侧），前为右（近母体腹壁的一侧为胎儿右侧）。

● 胎儿臀先露时：脊柱右（胎儿脊柱在母体的右侧），前为右（近母体腹壁的一侧为胎儿右侧）；脊柱左（胎儿脊柱在母体的左侧），前为左（近母体腹壁的一侧为胎儿左侧）。

一、胎儿头颅

胎头检查是胎儿超声检查中最重要的项目之一。胎儿颅脑超声检查是最早用于胎儿畸形产前诊断的领域之一。初期由于仪器分辨率低，超声仅能发现某些严重的结构畸形如无脑儿、重度脑积水等；随着仪器的发展，许多脑畸形在孕 20 周以前即能准确诊断，中枢神经系统的一些很小的正常解剖结构也能清晰显示。经阴道超声对孕 16 ～ 20 周胎儿中枢神经系统畸形的诊断有优势。

在早孕末期，丘脑、第三脑室、中脑、脑干、小脑半球已能为超声所显示，实际上，这些结构在以后的生长发育过程中，除了继续生长发育与进一步增大外，其轮廓形态与回声强度变化极小。但是，端脑则不同，随着端脑的生长与发育，其形态与回声强度出现明显变化。因此，孕中、晚期胎儿脑的最明显的变化是端脑的变化。

到孕 18 周后，脑实质明显增厚，回声相对增强，位于侧脑室及强回声脉络丛的周围，侧脑室主要显示侧脑室体、三角区及其内的强回声脉络丛，仅侧脑室前角没有被强回声脉络丛占据而呈无回声区，此时期，侧脑室颞角及后角才开始形成，图像上尚不明显，仅表现为向相应脑实质内的小突出。早孕末期或中孕早期，端脑的主要超声特征为侧脑室内充满了强回声的脉络丛，而此时期脑实质呈低回声或极低回声，较薄。

胎儿头颅的超声检查可经横切面、冠状切面和矢状切面扫查。

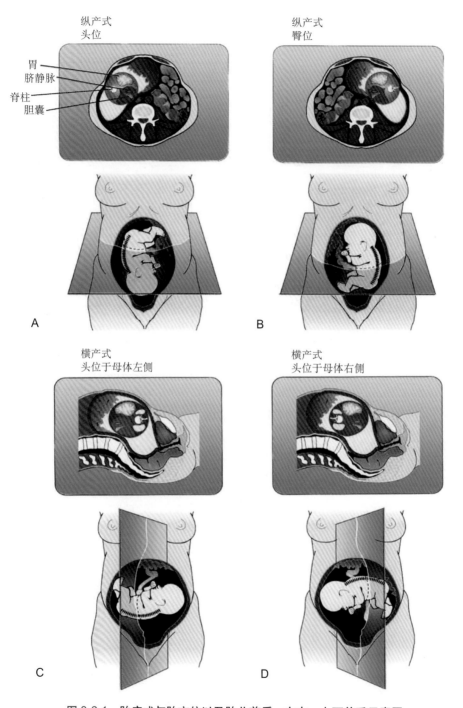

图 3-2-1 胎产式与胎方位以及胎儿前后、左右、上下关系示意图

A、B.母体腹部横切面，胎儿亦呈横切面时，胎产式为纵产式，如为头位，脊柱位于母体右侧，则靠近母体腹壁的一侧为胎儿的左侧，靠近母体脊柱的一侧为胎儿右侧，胃应在母体腹壁侧，胆囊应在母体的脊柱侧 (A)；如为臀位，脊柱位于母体左侧，则靠近母体腹壁的一侧为胎儿的左侧，靠近母体脊柱的一侧为胎儿右侧，胃应在母体腹壁侧，胆囊应在母体的脊柱侧 (B)。C、D.母体腹部纵切面，胎儿呈横切面时，胎产式为横产式。如果胎头位于母体左侧，脊柱靠近子宫下段，则靠近母体腹壁的一侧为胎儿的左侧 (C)；如果胎头位于母体右侧，脊柱靠近子宫底部，则靠近母体腹壁的一侧为胎儿左侧 (D)

（一）胎儿颅脑横切面

因胎儿体位的关系，胎儿颅脑横切面最容易获得，而一系列的胎头横切面也是显示颅内结构最重要的切面。将探头置于胎头一侧，声束平面垂直于脑中线，自颅顶向颅底横向扫查可获得一系列颅脑横切面。在胎儿颅脑检查时，最重要、最常用的横切面有丘脑水平横切面（或称：经丘脑横切面）、侧脑室水平横切面（或称：经侧脑室横切面）和小脑横切面（或称：经小脑横切面）（图 3-2-2）。

1.经丘脑横切面（双顶径与头围测量平面）　标准平面要求清楚显示透明隔腔、两侧丘脑对称及丘脑之间的裂隙样第三脑室，同时，颅骨强回声环呈椭圆形，左右对称（图 3-2-3）。

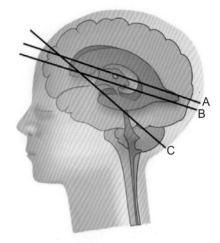

图 3-2-2　最常用的颅脑横切面扫查示意图
A.经侧脑室横切面；B.经丘脑横切面；C.经小脑横切面

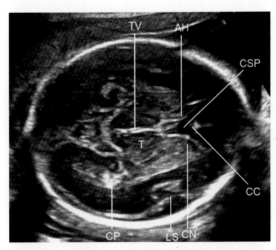

图 3-2-3　经丘脑横切面

显示丘脑（T）、脑中线、透明隔腔（CSP）、第三脑室（TV）、脉络丛（CP）、大脑外侧裂（LS）、胼胝体（CC）、前角（AH）、尾状核头部（CN）、大脑等

在此平面内主要可见到以下重要结构：

（1）脑中线：在此切面上脑中线居中，不连贯。

（2）透明隔腔（cavity of septum pellucidum，CSP）：在脑中线的前 1/3 处，呈长方形的无回声区，即为透明隔腔（也就是临床上所说的第五脑室）。

（3）丘脑：图像中央可见中线两侧对称的卵圆形低回声结构，即丘脑。

（4）第三脑室：两侧丘脑中间的缝隙为第三脑室，其宽度正常时小于 2mm。第三脑室是两侧背丘脑和两侧下丘脑间的狭窄腔隙。向前经室间孔通向侧脑室，向后经中脑导水管通向第四脑室。

（5）大脑及大脑外侧裂可清楚显示。

2. 经侧脑室横切面　在获得经丘脑横切面后，声束平面平行向胎儿头顶方向稍移动或探头由颅顶部向下方平行移动，即可获此切面（图 3-2-4），这一切面是测量侧脑室的标准平面。

标准平面要求侧脑室后角显示清楚，呈无回声，内有强回声的脉络丛，但未完全充满后角。图像中央仍可显示两侧丘脑，脑中线可见。侧脑室额角侧壁几乎和大脑镰相平行，枕角向两侧分开离脑中线较远。

在此平面内主要可见到以下重要结构：

在此切面上，颅骨强回声环呈椭圆形，较丘脑平面略小。侧脑室后角显示清楚，呈无回声区，内有强回声的脉络丛，但未完全充满后角。图像中央尚可显示两侧部分丘脑，脑中线可见。侧脑室额角内侧壁几乎与大脑镰相平行，枕角向两侧分开离脑中线较远。测量枕角与额角的内径可判断有无脑室扩张及脑积水。中孕期，由于侧脑室内脉络丛呈强回声，其远侧的大脑皮质回声低或极低（图 3-2-4），应注意和侧脑室扩张或脑积水相区别。

侧脑室内有含丰富糖原的脉络丛，脉络丛（choroid plexus）是由软脑膜与室管膜直接相贴，突入脑室形成的皱襞状结构，见于第三、第四脑室顶和大部分侧脑室壁，软脑膜含有丰富血管，室管膜形成脉络丛上皮，可分泌出脑脊液。脑脊液含有较高浓度的 Na^+、K^+ 和 Cl^- 以及少量蛋白质、少许脱落细胞和淋巴细胞，为无色透明的液体，由蛛网膜粒吸收入血，这样脉络丛上皮不断分泌脑脊液，又不断回流入血液，使脑脊液的产生与回流达到平衡。

测量枕角与额角的内径可判断有无脑室扩张及脑积水，整个孕期，胎儿侧脑室枕角内径均应小于 10mm。中孕期，由于侧脑室内脉络丛呈强回声，其远侧的大脑皮质回声低或极低，应注意与侧脑室扩张或脑积水相区别。

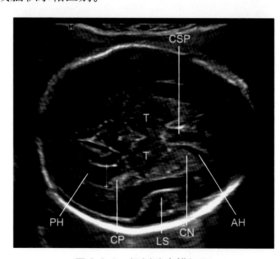

图 3-2-4　经侧脑室横切面

显示侧脑室后角（PH）与前角（AH）、丘脑（T）、大脑镰、大脑外侧裂（LS）、透明隔腔（CSP）、脉络丛（CP）、尾状核头部（CN）、大脑实质。+…+ 侧脑室枕角宽度

（引自 Snijders RJ, Noble P, Sebire N, et al. UK multicentre project on assessment of risk of trisomy 21 by maternal age and fetal nuchal-translucency thickness at 10-14 weeks of gestation. Fetal Medicine Foundation First Trimester Screening Group. Lancet, 1998, 352:343-346.）

3. 经小脑横切面　在获得经丘脑横切面后声束略向尾侧旋转，即可获此切面（图 3-2-5，图 3-2-6）。

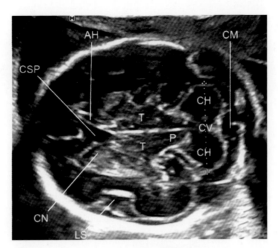

图 3-2-5　经小脑横切面

显示小脑半球（CH）、小脑蚓部（CV）、大脑脚（P）、丘脑（T）、第三脑室、透明隔腔（CSP）、颅后窝池（CM）
等结构

AH. 侧脑室前角；CN. 尾状核头部；LS. 外侧裂

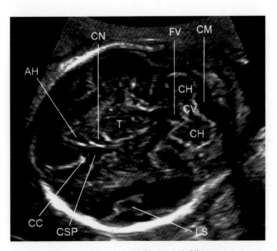

图 3-2-6　经小脑第四脑室横切面

显示小脑半球（CH）、小脑蚓部（CV）、第四脑室（FV）、颅后窝池（CM）、透明隔腔（CSP）、丘脑（T）、
胼胝体（CC）、外侧裂（LS）、侧脑室前角（AH）、尾状核头部（CN）等

　　标准平面要求显示清晰的小脑半球且左右对称以及前方的透明隔腔，颅骨强回声环左、
右对称，呈椭圆形。

　　在此平面内主要可见到以下重要结构。

　　小脑半球：小脑半球呈对称的球形结构，最初为低回声，随着妊娠的进展，其内部回
声逐渐增强，晚孕期显示出一条条排列整齐的强回声线，为小脑裂。两侧小脑中间有强回
声的蚓部相连。蚓部的前方有第四脑室，后方有颅后窝池。

　　小脑横径随孕周增长而增加。在孕 24 周前，小脑横径（以 mm 为单位）约等于孕周
（如 20mm 即为孕 20 周），孕 20 ～ 38 周平均增长速度为每周 1 ～ 2mm，孕 38 周后平均
增长速度约为每周 0.7mm。

颅骨强回声环、脑中线、透明隔腔、丘脑、第三脑室、大脑、大脑外侧裂的图像特征与经侧脑室横切面相似。

4. 其他颅脑横切面　主要有透明隔腔水平横切面、经颅顶横切面和经颅底横切面（图 3-2-7）。

（1）透明隔腔水平横切面：在经侧脑室横切面基础上，声束继续向头侧平移可获取经透明隔横切面。标准的经透明隔腔横切面，显示中央为长方形的无回声区，该无回声区的前部为透明隔腔，后部为韦氏腔，声束平面略偏斜可见脑中线的前后显示为强回声的大脑镰，中间为透明隔腔所中断，透明隔腔位于脑中线前中部，呈长方形的无回声区。该切面不能显示丘脑回声。在此切面上，分隔侧脑室中央部的隔膜称为透明隔，位于两侧透明隔之间的腔隙即为透明隔腔（图 3-2-8），正常时不超过 10mm。

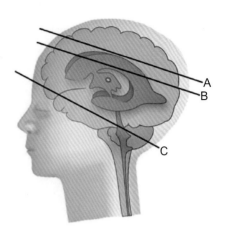

图 3-2-7　其他颅脑横切面扫查示意图
A. 经颅顶横切面；B. 透明隔腔水平横切面；C. 经颅底横切面

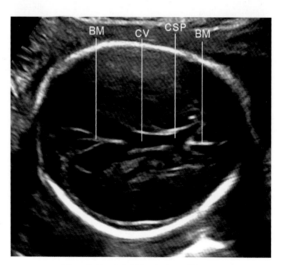

图 3-2-8　透明隔腔水平横切面
BM. 脑中线；CSP. 透明隔腔；CV. 小脑蚓部

（2）经颅顶横切面：获得透明隔腔水平横切面后，声束平面继续向胎儿颅顶方向平行移动，可显示近颅顶水平横切面，在此切面上颅骨呈小而类圆形强回声环，大脑镰呈前后连续的线状强回声，称为脑中线，位于大脑纵裂内，外侧的强回声为脑室周围白质（图 3-2-9）。

（3）经颅底横切面：在获得经丘脑横切面后，声束平面略向颅底方向平行移动即可显示经颅底横切面，在此切面上可见到大脑脚、侧脑室下角、脑底动脉环（Willis 环）等结构（图 3-2-10）。

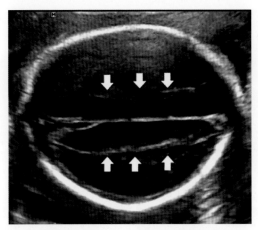

图 3-2-9　经颅顶横切面，大脑镰为前后连续的强回声线

箭头所示为脑白质

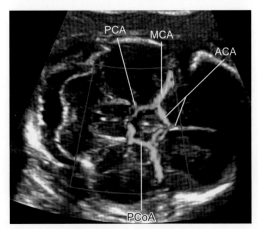

图 3-2-10　经颅底横切面，能量多普勒显示脑底动脉环

ACA. 大脑前动脉；MCA. 大脑中动脉；PCA. 大脑后动脉；PCoA. 后交通动脉

（二）胎儿颅脑矢状切面

胎头的矢状切面和冠状切面经腹部超声较难显示，但在头位时可以经阴道超声显示出来。头位、臀位或其他胎位时，如果胎儿头顶部贴近母体腹侧，则经腹部超声可较容易地显示这些切面，主要有正中矢状切面、旁中央矢状切面及大脑半球矢状切面（图 3-2-11）。但由于胎儿体位的关系，该切面常常较难直接获取，随着三维超声技术临床应用，可通过第三平面或自由解剖成像来获取（图 3-2-12）。

1. 正中矢状切面　探头声束平面从胎儿前囟进入，对颅脑做正中矢状切面扫查即可获得此切面（图 3-2-13）。

标准平面要求显示清晰的大脑镰、胼胝体、透明隔腔、第三脑室、小脑蚓部、第四脑室、颅后窝池等。

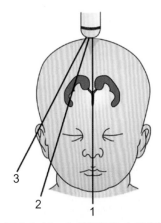

图 3-2-11　矢状切面扫查示意图

1. 正中矢状切面；2. 旁中央矢状切面；3. 大脑半球矢状切面

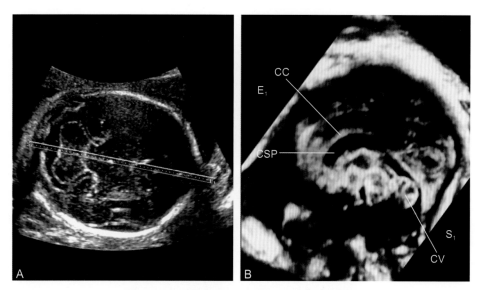

图 3-2-12　颅脑正中矢状切面自由解剖成像

以经小脑横切面为基础获取胎儿颅脑的容积，然后自由解剖线通过胎儿颅脑的正中线（A），即可获得胎儿颅脑的正中矢状切面（B）

CV. 小脑蚓部；CC. 胼胝体；CSP. 透明隔腔；S_1 和 E_1 表示自由解剖线的两端

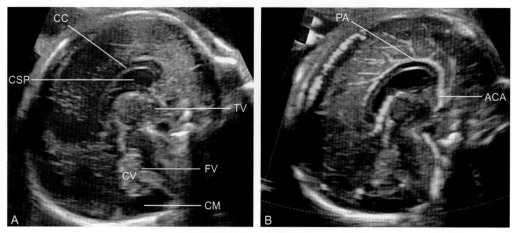

图 3-2-13　经前囟胎儿颅脑正中矢状切面二维（A）及彩色多普勒（B）成像

显示大脑镰、胼胝体（CC）、透明隔腔（CSP）、第三脑室（TV）、第四脑室（FV）、小脑蚓部（CV）、颅后窝池（CM）、大脑前动脉（ACA）、胼周动脉（PA）等结构

在此平面内主要可见到以下重要结构。

胼胝体与透明隔腔：胼胝体是最大的大脑半球间连接，胼胝体上方为扣带回（cingulate gyrus），越接近妊娠足月时，扣带回越明显。胼胝体超声表现为低回声薄带状弧形结构，位于透明隔之上，分为嘴部、膝部、体部及压部，其前方为嘴部和膝部，中段为体部，后方为压部。在胼胝体稍上方，胼胝体被扣带回包绕。透明隔腔是位于胼胝体下方的无回声区，随着妊娠的进展透明隔腔可缩小，部分孕晚期胎儿不能显示透明隔腔回声。透明隔腔位于两层透明隔之间，前部为胼胝体膝部，上方为胼胝体干，后为穹窿柱与胼胝体的汇合点，

下方为胼胝体嘴部和穹窿体部，穹窿柱的后下方为韦氏腔。

第三脑室：胼胝体、透明隔腔和韦氏腔下方无回声区，在侧脑室扩大的情况下逐渐清楚显示，且还可显示其内部的环形实性结构即中间块。第三脑室的顶部可显示强回声的脉络丛，并且可能向尾侧延伸至中脑导水管。

小脑蚓部：位于幕下颅后窝内的强回声区，呈"耳朵"状，其前方为三角形的第四脑室无回声，后方为颅后窝池。

第四脑室：位于小脑蚓部及脑干之间的无回声区，正常情况下，该切面上第四脑室与颅后窝池不相通。

扣带回：位于胼胝体头侧，胼胝体沟与扣带回沟之间的脑实质，沿胼胝体走行的带状低回声，回声较胼胝体高，径线较胼胝体宽。

胼周动脉：大脑前动脉的一个分支，沿胼胝体沟走行。

2. 旁中央矢状切面（侧脑室矢状切面）　在正中矢状切面向两侧轻微侧动探头（角度10°），声束经过侧脑室做旁矢状扫查，即可获得旁矢状切面（图3-2-14）。

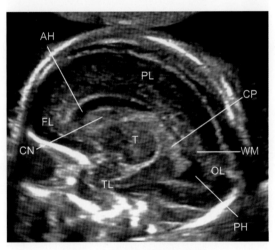

图 3-2-14　旁中央矢状切面

显示侧脑室前角（AH），尾状核丘脑沟，尾状核（CN），丘脑（T），大脑额叶（FL）、顶叶（PL）、枕叶（OL）、颞叶（TL），侧脑室体部、后角（PH）和颞角，脉络丛（CP）、脑白质（WM）等结构

标准平面要求显示侧脑室及其邻近结构，主要显示一侧完整的侧脑室矢状切面图，此时可清楚显示额角、体部、三角区、颞角和枕角及其内的脉络丛，侧脑室的深面有尾状核丘脑沟、尾状核、丘脑，侧脑室的浅面有脑白质、大脑顶叶、额叶、枕叶、颞叶。

在此平面内主要可见到以下重要结构。

侧脑室的观察：从前向后可依次显示额角、体部、三角区、颞角和枕角，在大多数情况下，整个侧脑室在旁矢状切面均能显示，特别是脑室系统扩张时，在侧脑室体部水平向左或向右轻微调整角度即可将侧脑室的每一部分显示清楚。

脉络丛：位于侧脑室体内，丘脑上方的弧形强回声区，脉络丛的前端不超过尾状核丘脑沟，枕角内无脉络丛回声。

尾状核头部：位于前角下方外侧，卵圆形低回声区，与圆形丘脑连接处为一薄的强回声，即尾状核丘脑沟，这是一个非常重要的结构，因在孕32周之前，该处是残余生发基质区域，如果其延伸到了侧脑室，可能有潜在的室管膜下出血。

大脑脑室周围白质：位于脑室周围的稍强回声区，较脉络丛回声稍低。

3. 大脑半球矢状切面　在旁矢状切面进一步向颞侧侧动探头，声束平面通过大脑外侧裂做矢状扫查，即可获得大脑半球矢状切面（图3-2-15）。

标准平面要求显示大脑半球，大脑外侧裂是该切面的一个特征性标志。

在此平面内主要可见到以下重要结构：大脑顶叶、额叶、枕叶、颞叶、岛叶、大脑外侧裂和脑白质。

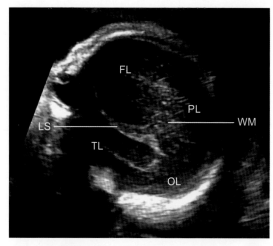

图 3-2-15　大脑半球矢状切面

显示大脑额叶（FL）、顶叶（PL）、枕叶（OL）、颞叶（TL）、岛叶、大脑外侧裂（LS）和脑白质（WM）

（三）胎儿颅脑冠状切面

声束平面从前向后扫查可显示一系列冠状切面，其中主要有额叶冠状切面、侧脑室前角冠状切面、侧脑室体部冠状切面、小脑冠状切面、侧脑室三角区冠状切面及枕叶冠状切面（图3-2-16）。

1. 额叶冠状切面　探头声束从胎儿前囟进入向前额方向偏斜约20°，声束平面经过侧脑室前角的前方对额叶行冠状扫查，即可获得额叶冠状切面（图3-2-17）。

标准平面要求显示大脑额叶皮质、半球裂隙、前角前方的深部脑白质和颅前窝底部的颅骨及眼眶和眼球。

在此平面内主要可见到以下重要结构：脑中线（大脑镰）、大脑额叶皮质、前角前方稍强回声的脑白质。

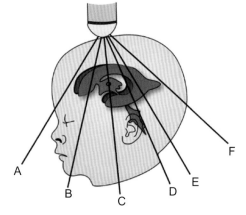

图 3-2-16　冠状切面超声扫查模式图

A. 额叶冠状切面；B. 侧脑室前角冠状切面；C. 侧脑室体部冠状切面；D. 小脑冠状切面；E. 侧脑室三角区冠状切面；F. 枕叶冠状切面

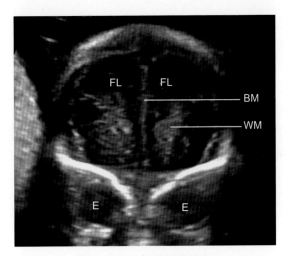

图 3-2-17 额叶冠状切面

显示脑中线（BM）、大脑额叶皮质（FL）、前角前方稍强回声的脑白质（WM）

E. 眼球

2. 侧脑室前角冠状切面 在额叶冠状切面基础上，声束平面略向后并通过侧脑室前角水平做冠状切面扫查，即可获得侧脑室前角冠状切面（图 3-2-18）。

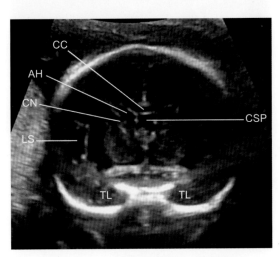

图 3-2-18 胎儿侧脑室前角冠状切面

显示侧脑室前角（AH），尾状核头部（CN），胼胝体（CC），透明隔腔（CSP）、外侧裂（LS）等结构

TL. 颞叶

标准平面要求清楚显示侧脑室前角，尾状核头部，胼胝体，透明隔腔等结构。

在此平面内主要可见到以下重要结构。

侧脑室前角：呈羊角状的无回声区，左右对称可观察脑室大小是否正常及有无扩张。

尾状核头部：左右侧脑室前角外下方的椭圆形低回声结构。

脑中线（半球裂隙）：大脑半球中间的强回声结构，其间有薄的无回声线，边缘有两个垂直的强回声线。

透明隔腔：位于左右侧脑室前角中间的液体腔隙，呈无回声区，又称第五脑室，要注意避免与第三脑室相混淆。

胼胝体：位于透明隔腔上方的横行条带状低回声结构，故在此切面还可以分析胼胝体的有无，是否存在胼胝体缺失。

3. 侧脑室体部冠状切面　在侧脑室前角冠状切面基础上，声束平面向后移动并通过第三脑室和侧脑室体部做冠状切面扫查，即可获得侧脑室体部冠状切面（图 3-2-19）。

标准平面要求显示侧脑室体、第三脑室、尾状核头部、胼胝体、透明隔腔等结构。

在此平面内主要可见到以下重要结构：透明隔腔，位于透明隔腔两侧为侧脑室体部。两侧丘脑，两侧丘脑之间可见第三脑室及其两侧的室间孔，因第三脑室很小，很难显示，亦属于正常现象。脑干为位于丘脑下方的低回声区。左右两侧横"Y"形强回声结构为大脑外侧裂，内有大脑中动脉分布，为大脑额叶和颞叶的分界。

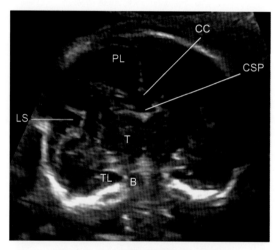

图 3-2-19　侧脑室体部冠状切面

显示丘脑（T）、胼胝体（CC），透明隔腔（CSP）、外侧裂（LS）、脑干（B）等结构

PL. 顶叶；TL. 颞叶

4. 小脑冠状切面　在获得侧脑室体部冠状切面后，声束平面继续向后移动扫查，即可获小脑冠状切面（图 3-2-20）。

标准平面要求显示小脑半球及小脑蚓部、侧脑室体部、尾状核头部、胼胝体、透明隔腔等结构。

在此平面内主要可见到以下重要结构：胼胝体、透明隔腔、侧脑室体部、尾状核、丘脑、小脑幕、小脑半球、小脑蚓部、大脑外侧裂等。

5. 侧脑室三角区冠状切面　在获得小脑冠状切面基础上，声束平面继续向后倾斜，通过侧脑室三角区做冠状切面扫查，即可获得侧脑室三角区冠状切面（图 3-2-21）。

标准平面要求显示侧脑室三角区及其内部的脉络丛，脉络丛呈"八"字分布，为均匀一致强回声。

在此平面内主要可见到以下重要结构：侧脑室三角区及其内的脉络丛、半球裂隙、顶叶脑实质、脑室周围白质。

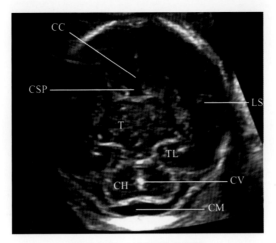

图 3-2-20　小脑冠状切面

显示小脑半球（CH）及小脑蚓部（CV），颅后窝池（CM），胼胝体（CC），透明隔腔（CSP）等结构
T. 丘脑；TL. 颞叶；LS. 外侧裂

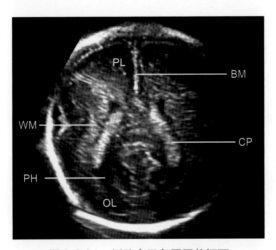

图 3-2-21　侧脑室三角区冠状切面

显示侧脑室三角区及其内的脉络丛（CP），脉络丛呈"八"字形分布，脑室周围稍强回声的白质（WM），
正常白质回声较脉络丛回声稍低
PL. 顶叶；PH. 侧脑室后角；OL. 枕叶；BM. 脑中线

　　6. 枕叶冠状切面　在获得侧脑室三角区冠状切面基础上，声束平面继续向后倾斜，并通过顶叶及枕叶的冠状切面扫查，即可获得枕叶冠状切面（图 3-2-22）。

　　标准平面要求显示顶叶、枕叶皮质及深部脑白质。

　　在此平面内主要可见到以下重要结构：脑中线（半球裂隙）、大脑顶枕叶皮质、大脑深部脑白质。

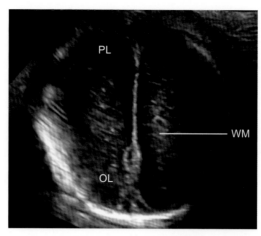

图 3-2-22　枕叶冠状切面

显示枕叶（OL）、顶叶（PL）皮质及深部脑白质（WM）

二、胎儿颅缝

二维超声显示胎儿颅缝为相邻两骨之间的低回声短线，颅囟表现为略宽大的低回声。近年随着三维超声在产科的广泛应用，通过三维超声能更直观、更形象以及多角度地显示胎儿各个颅缝及前后囟门。应用三维超声显示胎儿颅缝应选用骨骼成像模式。胎儿额缝（图 3-2-23）和冠状缝（图 3-2-24）较容易显示，矢状缝、人状缝、前囟和后囟（图 3-2-25、图 3-2-26）受胎儿体位影响较大，常常较难显示。当发现胎儿颅骨形态异常或（和）头围小时，应该对胎儿的颅缝进行超声检查。

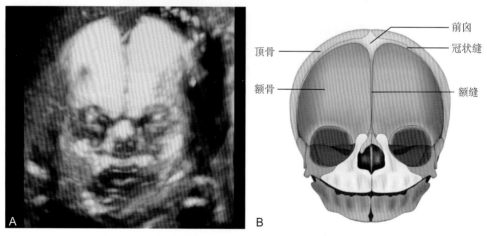

图 3-2-23　胎儿颅囟（缝）三维超声前面观及解剖示意图

A. 额缝三维超声图；B. 颅囟（缝）前面观解剖示意图

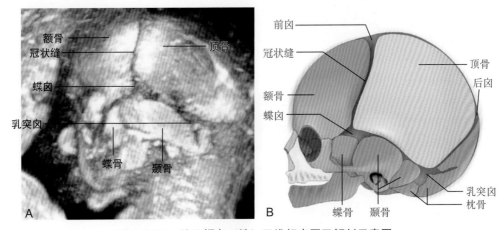

图 3-2-24　胎儿颅囟（缝）三维超声图及解剖示意图

A. 颅囟（缝）三维超声图侧面观；B. 颅囟（缝）侧面观解剖示意图

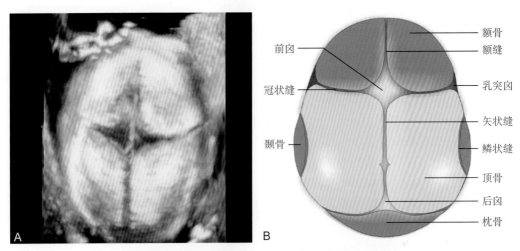

图 3-2-25　胎儿颅囟（缝）三维超声图及解剖示意图

A. 颅囟（缝）三维超声顶部观；B. 颅囟（缝）解剖示意图顶部观

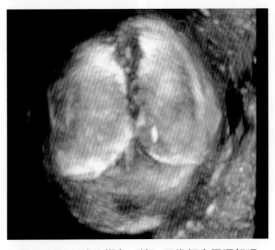

图 3-2-26　胎儿颅囟（缝）三维超声图顶部观

三、胎儿脊柱

在胎儿超声诊断中脊柱是十分重要的结构。对胎儿脊柱的超声检查目前以脊柱矢状切面作为筛查胎儿脊柱异常的主要切面。怀疑脊柱异常时，可加做胎儿脊柱的冠状切面和横切面筛查。但由于脊椎是不规则骨，产前超声横切面上很难显示完整脊椎声像图。对于脊柱表面皮肤完整评价也受胎儿体位影响，特别是皮肤缺损范围较小者，产前更难显示，因此，超声不可能发现所有的脊柱畸形。胎儿俯卧位时容易显示胎儿脊柱，而仰卧位时难以显示；臀位或羊水较少时胎儿骶尾部较难显示。

脊柱是由椎骨、骶骨和尾骨借韧带、椎间盘及椎间关节连接而成的，位于背部中央，构成人体的中轴。椎骨包括颈椎 7 块，胸椎 12 块，腰椎 5 块，骶椎 5 块，尾椎 3 ~ 5 块。出生后随着年龄的增长，5 块骶椎融合成 1 块骶骨，尾椎骨也合成 1 块尾骨。每块椎骨有 3 个骨化中心，即两个后骨化中心和一个前骨化中心。一个典型的椎骨是由前方的椎体（前骨化中心）、后方的椎弓（后骨化中心）和两个横突及一个棘突所构成。椎体呈圆柱形，内部是骨松质，外表有薄的骨密质，是椎骨的主要承重部分。椎弓呈弓状，位于椎体后方，共同围成椎孔。各椎骨的椎孔连接起来构成贯通脊柱全长的椎管，容纳脊髓。

在孕 8 周时，下部分胸椎和上部分腰椎首先骨化，然后以此为中心向脊柱的头尾侧逐渐骨化。骶尾部脊柱在孕 17 ~ 18 周后才骨化，故孕 18 周以前骶尾部脊柱裂不易为超声显示。

（一）脊柱矢状切面检查

孕 20 周以前，矢状切面扫查可显示出脊柱的全长及其表面皮肤的覆盖情况。在此切面上脊柱呈两行排列整齐的串珠状平行强回声带，从枕骨延续至骶尾部并略向后翘（图 3-2-27），最后融合在一起。在腰段膨大，两强回声带增宽，两强回声带之间为椎管，其内有脊髓、马尾等。在腰骶尾段脊柱矢状切面上可以观察脊髓圆锥末端与腰椎椎体关系，判断是否存在脊髓圆锥上移障碍，正常胎儿脊髓圆锥末端随孕周增长呈持续上升的

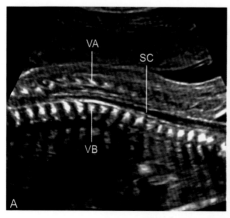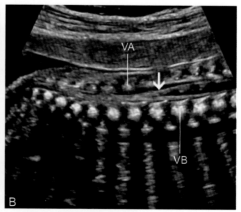

图 3-2-27　28 周胎儿脊柱矢状切面

A. 胎儿颈胸段脊柱矢状切面；B. 胎儿腰、骶、尾段脊柱矢状切面

VB. 椎体；VA. 椎弓；SC. 脊髓；箭头所示为脊髓圆锥末端

趋势，这个趋势又可分两个阶段，一是快速上升期，二是慢速上升期，快速上升期发生在孕 17 ～ 27 周，此时期脊髓圆锥末端迅速由 L_5 上升至 L_2，尤其以孕 17 ～ 21 周上升最快，21 周时达 L_3 水平。慢速上升期发生在妊娠 27 ～ 39 周，脊髓圆锥末端上升至 L_1 ～ L_2（图 3-2-28）。

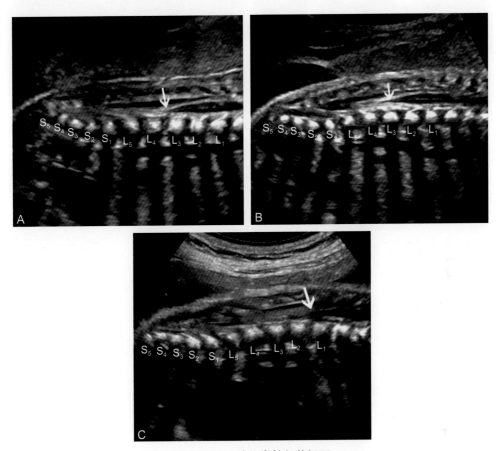

图 3-2-28　胎儿脊柱矢状切面

A. 孕 21 周脊髓圆锥末端（箭头所示）达 L_3 与 L_4 之间；B. 孕 27 周脊髓圆锥末端达 L_3 椎体中部；C. 孕 31 周脊髓圆锥末端达 L_1 与 L_2 之间

L_4. 第 4 腰椎；L_5. 第 5 腰椎；S_1. 第 1 骶椎；S_2. 第 2 骶椎；S_3. 第 3 骶椎；S_4. 第 4 骶椎；S_5. 第 5 骶椎

（二）脊柱横切面检查

脊柱横切面最能显示脊椎的解剖结构。横切面上脊柱呈三个分离的圆形或短棒状强回声团，两个后骨化中心较小且向后逐渐靠拢，呈"∧"形排列，前方较大者为椎体骨化中心。随胎儿长大，骨化中心与软骨韧带共同组成圆环形椎管，椎管内容纳脊髓及马尾（图 3-2-29）。

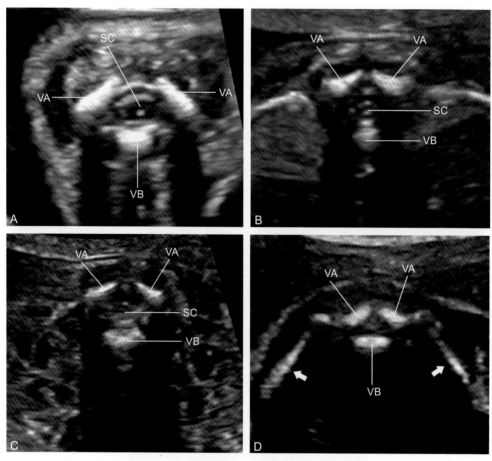

图 3-2-29　脊柱横切面

A.颈椎横切面；B.胸椎横切面；C.腰椎横切面；D.骶椎横切面

VA.椎弓；VB.椎体；SC.脊髓；箭头所示为髂骨

（三）脊柱冠状切面检查

在近腹侧的椎体水平冠状切面上可见整齐排列的一条椎体骨化中心强回声带（图 3-2-30A）。声束平面向胎儿背侧平移并通过椎体与椎弓的连接处时，可观察三条排列整齐强回声带，中间为椎体骨化中心，两侧为椎弓骨化中心（图 3-2-30B）。声束平面继续向胎儿背侧平移并通过椎管中央时，可观察两条排列整齐的椎弓强回声带及椎管内脊髓回声。如果由于胎儿体位关系，在脊柱矢状切面上观察不到胎儿脊髓圆锥时，可通过该切面观察脊髓圆锥的位置（图 3-2-30C）。近年随着三维超声技术在产科的应用，可通过三维自由解剖成像和三维骨骼模式获得脊柱椎弓或椎体（图 3-2-31）的冠状位声像图，并可以用此方法直观定位脊髓圆锥末端位置。

（四）脊柱检查注意事项

1.超声不能发现所有的脊柱裂，尤其是骶尾部闭合性脊柱裂。观察颅后窝池及小脑形态可间接了解脊柱的情况。胎儿小脑形态异常和（或）颅后窝池消失时，是开放性脊柱裂的脑部特征。

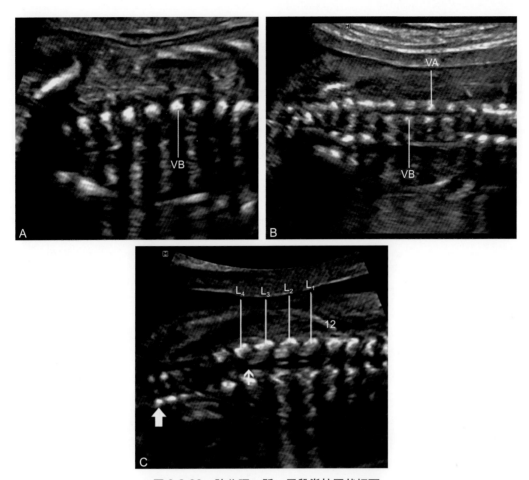

图 3-2-30　胎儿腰、骶、尾段脊柱冠状切面

A. 椎体冠状切面；B. 椎体与椎弓的连接处冠状切面；C. 椎管或锥弓冠状切面，脊髓圆锥下缘 (细箭头所示) 位于 L_3 与 L_4 之间

VB. 椎体；VA. 椎弓；L_1 ～ L_4. 第 1 腰椎至第 4 腰椎；粗箭所示为骶骨末端

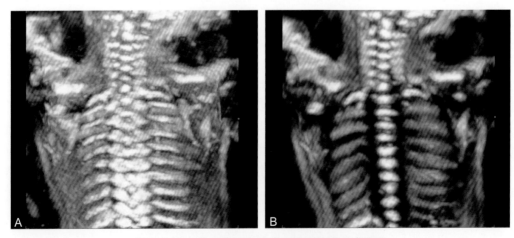

图 3-2-31　胎儿脊柱颈胸段三维骨骼模式成像图

A. 胎儿颈胸段椎弓三维骨骼模式成像图；B. 胎儿颈胸段椎体三维骨骼模式成像图

☆★☆☆

2. 有肋骨的脊椎为胸椎，其头侧的颈椎和尾侧的腰椎，是脊柱异常的好发部位。

3. 脊柱裂导致的脑积水多为腰骶部开放性脊柱裂，无脑儿则多伴颈、胸部的脊柱裂。

4. 正常脊柱矢状切面扫查时要显示出第1颈椎与枕骨的连续性。尾椎处向后稍翘并自然融合，生理弯曲自然顺畅。

5. 脊柱表面浅表组织的连续性也是一个重要的检查内容，因为无隆起的缺损畸形（如脊髓外翻）仅表现为软组织在缺损处的断裂，而无膨出包块。当脊髓脊膜膨出偏向于某一侧时，只在另一侧矢状切面扫查脊柱就容易漏诊，故当怀疑脊柱裂时，脊柱的横切面扫查是必要的。

6. 腰椎椎管因腰膨大可以有轻微的增宽，是正常生理变化，不应将其视为病理情况。

7. 脊柱的尾侧显示较困难（尤其臀位）时，可以坐骨骨化中心为标志表明到达脊柱末端。

8. 脊髓圆锥末端的显示有助于发现闭合性脊柱裂。

四、胎儿面部

胎儿面部通过常规矢状切面、冠状切面及横切面检查，可清晰地显示出胎儿的双眼、鼻、唇、人中、面颊、下颌等，实时动态扫查时可显示胎儿在宫内的表情（如眨眼）、吸吮等动作。本部分主要介绍双眼球横切面、鼻唇冠状切面及正中矢状切面。

双眼球横切面上，可显示出胎儿的双眼眶及眼内结构、鼻骨及上颌骨额突等结构（图3-2-32A）。

正中矢状切面上，可显示胎儿面部侧面轮廓线，该轮廓线起伏有序，由突的额、鼻尖、上唇、下唇、颏及凹的鼻根、鼻底、口裂组成（图3-2-32B）。

鼻唇冠状切面可显示鼻尖、双侧鼻翼、双侧鼻孔、鼻柱、上唇皮肤与唇红、人中、颏部（图3-2-32C）。

如果上述三个切面正常时，基本可排除胎儿眼、鼻及唇的结构畸形。但上述3个切面不能观察到胎儿耳和腭，而胎儿耳和腭的观察不是产前超声常规检查的内容，且受胎儿体位影响很大。只有当胎头仰卧或俯卧时，才有可能显示双侧外耳廓（图3-2-33），当胎头侧卧时，双侧外耳廓常显示不清或仅能显示近探头一侧。而胎儿腭的观察则需要胎头仰卧位，且对操作者的手法要求很高。

三维超声技术在胎儿颜面的应用是建立在二维超声基础上，同样受到胎儿体位的影响，二维超声出现的伪像同时也会出现在三维超声，三维超声对操作者的手法也有要求。三维超声优点是直观、多角度、多平面显示胎儿颜面部，为临床提供立体图像，而胎儿颜面表面成像会带给孕妇一份意外惊喜，这也成为目前社会大众盲目追求三维或四维超声的一个误区。三维超声在胎儿颜面应用较多的技术主要有表面成像模式、骨骼成像模式和自由解剖成像模式。表面成像模式主要观察胎儿鼻、唇、耳及下颌等结构形态（图3-2-34A）。骨骼成像模式主要观察胎儿鼻骨、上颌骨、下颌骨、额骨及颅缝等结构（图3-2-34B）。

以上各结构受胎位、羊水、脐带、胎儿面部活动等影响，不一定都能显示出来。当羊水适中，尤其当胎儿仰卧位时，显示以上结构较容易。若不能清楚显示胎儿面部，可让孕妇排空膀胱或慢走15～30分钟，待胎儿体位改变后再重复检查，一般都能获得满意胎儿体位。唇部扫查要从唇的最前端开始，直到嘴角消失为止，这样就能最大限度地观察唇的连续性和嘴角。

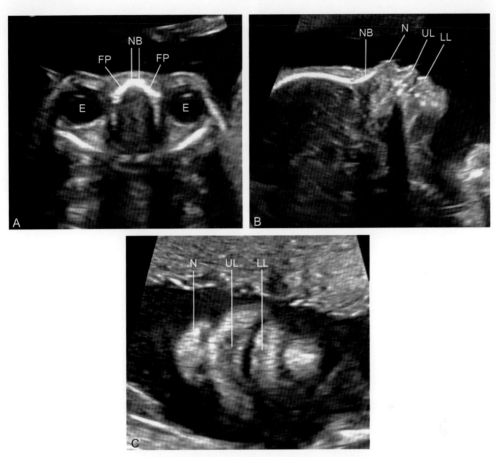

图 3-2-32　24 周胎儿面部矢状、冠状、横切面声像图

A. 双眼球横切面，显示鼻骨、双眼球其内晶状体、玻璃体等结构；B. 面部正中矢状切面；C. 鼻唇冠状切面，显示胎儿鼻、上唇及人中

UL. 上唇；LL. 下唇；N. 鼻；NB. 鼻骨；E. 眼；FP. 上颌骨额突

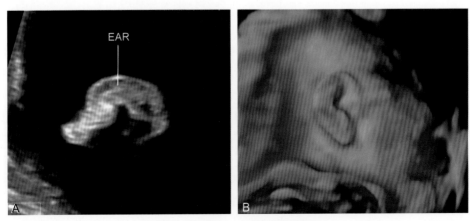

图 3-2-33　24 周胎儿耳声像图

A. 外耳廓矢状切面；B. 外耳廓表面三维声像图

EAR. 耳

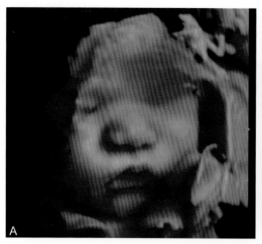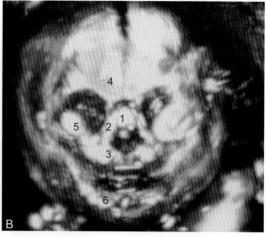

图 3-2-34　胎儿颜面三维超声图

A. 胎儿颜面部三维表面成像；B. 胎儿颜面部三维骨骼成像模式

1. 鼻骨；2. 上颌骨额突；3. 上颌骨；4. 额骨；5. 颧骨；6. 下颌骨

五、胎儿肢体骨骼

胎儿骨骼具有高对比度，是超声最早能分辨的结构。骨骼和肌肉由胚胎的中胚层分化而来，骨从胚胎早期由间充质向骨原基分化到发育完善为止，要历时 20 年以上。骨的发生形式有两种，即膜内成骨和软骨内成骨。

人体的顶骨、额骨、下颌骨和锁骨等是以膜内成骨的方式发生的。即在将要成骨的部位，间充质细胞密集并分裂分化为骨原细胞，骨原细胞部分增大成为成骨细胞，而后者又被自身分泌的类骨质包埋形成了骨细胞，类骨质钙化成为骨基质，便是最早的骨组织。

而人体的大部分骨骼如四肢、躯干和颅底等骨，都是以软骨内成骨的方式发生的。即在长骨将发生的部位，间充质细胞分泌出骨原细胞，骨原细胞又分化出成软骨细胞，后者被自身分泌的软骨基质包埋，成为软骨组织，其周围的间充质分化成软骨膜，从而软骨雏形出现。在软骨雏形的中段，软骨膜深层的骨原细胞分裂分化为成骨细胞，后者又被其自身分泌的类骨质包埋而成为骨细胞。此后便不断分裂分化为骨外膜和骨小梁，并向两端延伸，完成软骨内成骨的过程。

最早形成骨组织的部位称为骨化中心，最早形成过渡型骨小梁的部位就是初级骨化中心。而在骨干两端的软骨中央出现的骨化中心称为次级骨化中心，它的出现早至出生前，晚至出生后数月或数年不等。其骨化从中央向四周呈辐射状进行，发生过程与初级骨化中心相似。到最后次级骨松质取代绝大部分软骨组织，这时骨干两端称为早期骨骺，而骺端表面始终有一薄层软骨，即关节软骨。早期骨骺与骨干之间的软骨层即为骺板。在 17 ～ 20 岁或之前，骺板的软骨细胞一直在不断地增殖分裂与退化，成骨细胞和破骨细胞便不断地分解吸收骨髓腔内已钙化的软骨基质形成过渡型骨小梁，从而使骨骼不断生长。20 岁之后，骺板被骨小梁代替停止了生长，早期骨骺就最终成为了内部为骨松质，表面为骨密质的骨骺了。

人胚第 5 周初，在胚体的左右外侧体壁上出现了上下肢芽。在妊娠 7 ～ 8 周末，肢体基本形成，但其中的骨骼完全为软骨，尚未骨化。一般在孕 2 个月后胎儿骨骼开始出现初级骨化中心，如肱骨、桡骨、尺骨、髂骨、胫骨、腓骨等均在孕 8 周出现初级骨化中心，掌骨和趾骨在孕 9 周，指骨在孕 8 ～ 11 周，坐骨和耻骨在孕 16 周，距骨在孕 24 周出现初级骨化中心，所以，孕 16 周超声可显示坐骨骨化中心，孕 24 周超声可显示耻骨骨化中心，胎儿膀胱充盈后，可显示出膀胱两侧的髂骨，前方的耻骨，后下方的坐骨。孕 15 ～ 16 周，可观察到指（趾）骨。

　　超声不但能显示胎儿骨骼的骨化部分，还可显示软骨部分。正常孕 32 周后在胎儿的骨骺软骨内陆续出现次级骨化中心，不同部位的次级骨化中心出现的孕周不同，据此可帮助评估胎儿的孕周和成熟度，如股骨远端骨骺的次级骨化中心出现在孕 32 ～ 33 周；胫骨近端骨骺的次级骨化中心出现在孕 33 ～ 35 周；肱骨远端骨骺的次级骨化中心出现在孕 36 ～ 40 周。

　　在超声图像上初级骨化中心表现为低回声的软骨组织中央的强回声区，伴有后方声影。随着孕周的增长而不断增长、增粗。

　　孕中期羊水适中，胎动较活跃，四肢显像较好，此时是检查胎儿四肢畸形的最佳时期。四肢超声检查应遵循一定的检查顺序，笔者采用连续顺序追踪超声扫查法检查胎儿肢体，取得较好结果。

　　超声探头在胎儿颈部横切后稍向下平推，可扫查出在脊柱的两侧前方各有一近似"S"形的强回声并向外后方展开，此为锁骨声像（图 3-2-35），在锁骨外侧摆动探头可显示出容易辨认的呈三角形的肩胛骨（图 3-2-36），以此为支点，再向胎儿腹侧旋转探头即可显示出肩关节和肱骨，孕中期肱骨头尚未骨化（图 3-2-37）。

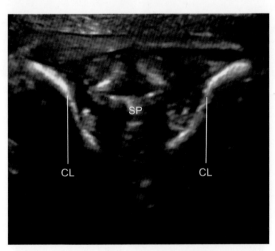

图 3-2-35　胎儿锁骨声像图

CL. 锁骨；SP. 脊柱

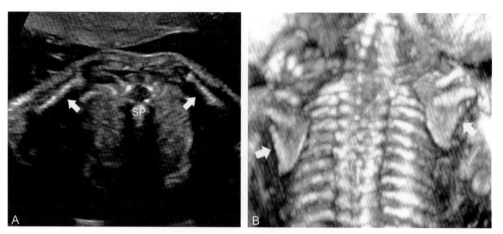

图 3-2-36　胎儿肩胛骨声像图

A.胎儿肩胛骨横切面；B.胎儿肩胛骨三维声像图

箭头所示为肩胛骨；SP.脊柱

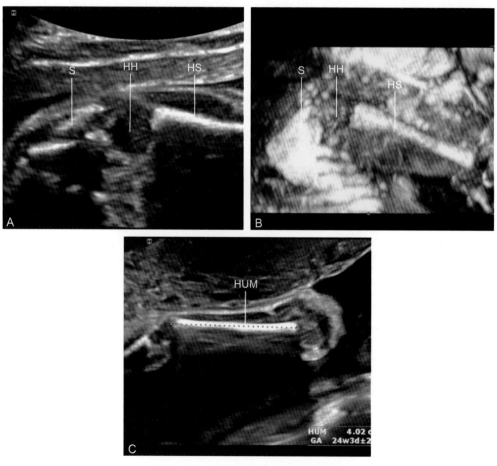

图 3-2-37　胎儿肩关节及肱骨声像图

A.胎儿肩关节二维声像图；B.胎儿肩关节三维声像图；C.胎儿肱骨（HUM）长轴切面图

S.肩胛骨；HH.肱骨头；HS.肱骨干

　　沿肱骨追踪扫查即能显示尺、桡骨。尺骨较长，上端粗大，下端细小，与小指同侧。而桡骨则相反，上端细小，下端粗大，与拇指同侧（图 3-2-38）。

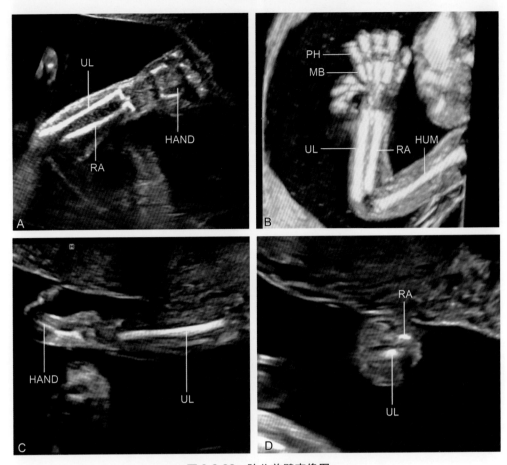

图 3-2-38　胎儿前臂声像图

A. 胎儿前臂冠状切面声像图；B. 胎儿上肢三维声像图；C. 胎儿前臂矢状切面声像图；D. 胎儿前臂横切面声像图

UL. 尺骨；RA. 桡骨；HUM. 肱骨；HAND. 手；MB. 掌骨；PH. 指骨

　　沿尺桡骨向下扫查，即可见胎儿手部，正常时胎手姿势自然呈握拳状，活动时，五指伸开，可显示手指数目及姿势（图 3-2-39）。手指数目及形态较难完整评价。

　　在胎儿膀胱两侧可辨认髂骨（图 3-2-40）。髂骨外下侧有一强回声，以此当支点向胎儿腹侧旋转探头即可显示出髋关节和股骨（图 3-2-41）。也可以沿胎儿脊柱向下纵向扫查直至骶骨。此时常可显示出一侧股骨，再慢慢转动探头显示股骨全长（图 3-2-41C）。股骨体后方有明确的声影，声束从股骨内侧扫查时，可以显示出股骨轻微弯曲，一般无临床意义，确认股骨后顺着股骨向下再找到膝关节（图 3-2-42），膝关节下方即为胫骨与腓骨。胫内腓外，胫骨的近端较腓骨的近端要粗大，两骨平行，不会出现交叉现象（图 3-2-43）。声束横切小腿后，然后平移至胎儿足底，即可显示足底平面（图 3-2-44），可以分辨出趾的数目。但胎儿偏大且位置较固定时，不易显示趾个数。

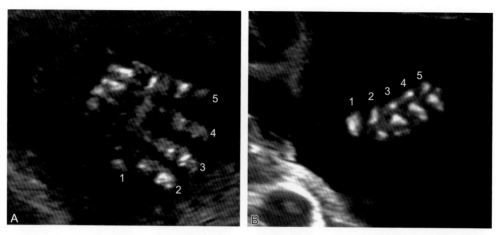

图 3-2-39　胎儿手声像图

手掌冠状切面（图 A）清楚地显示 5 个手指呈张开状态，握掌状态下的手指冠状切面（图 B）显示 5 个手指呈握拳状

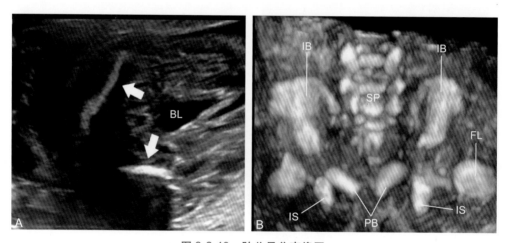

图 3-2-40　胎儿骨盆声像图

A. 胎儿双侧髂骨横切面（箭头所示）；B. 胎儿骨盆三维骨骼成像模式

BL. 膀胱；SP. 脊柱；IS. 坐骨；PB. 耻骨；IB. 髂骨；FL. 股骨

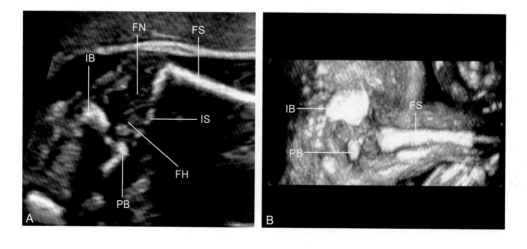

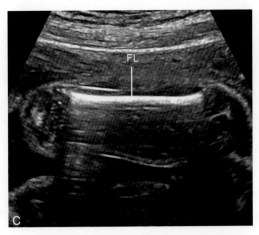

图 3-2-41　胎儿髋关节与股骨声像图

A. 胎儿髋关节声像图，胎儿髂骨（IB）、坐骨（IS）与耻骨（PB）组成髋关节窝，低回声股骨头（FH）大部分位于关节窝内；B. 胎儿髋关节外侧三维成像图；C. 胎儿股骨（FL）长轴切面声像图

FS. 股骨干；FN. 股骨颈

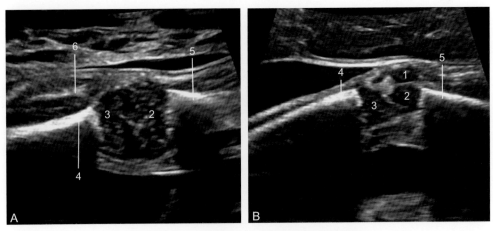

图 3-2-42　胎儿膝关节冠状切面及矢状切面

A. 冠状切面；B. 矢状切面

1. 髌骨；2. 股骨骨骺；3. 胫骨骨骺；4. 胫骨干；5. 股骨干；6. 腓骨干

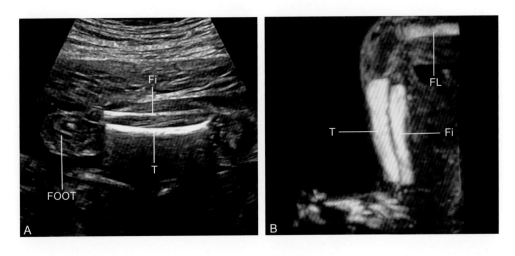

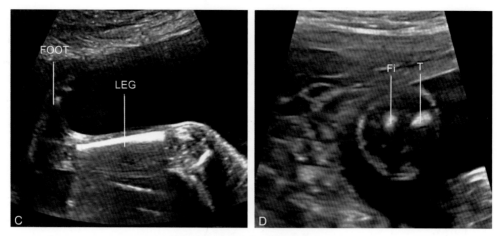

图 3-2-43　胎儿小腿声像图

A.胎儿小腿（LEG）冠状切面声像图；B.胎儿小腿三维声像图；C.胎儿小腿与足矢状切面声像图；D.胎儿小腿横切面声像图

T.胫骨；Fi.腓骨；FOOT.足

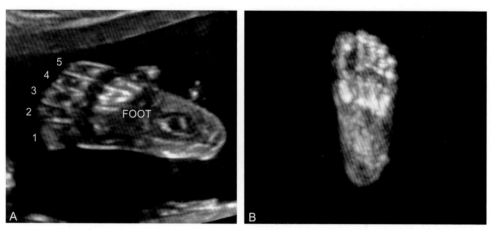

图 3-2-44　胎儿足底平面二维（图 A）及三维（图 B）声像图

FOOT.足

六、胎儿胸部

观察胎儿的胸部最常用的扫查方向是横向扫查和纵向扫查。胎儿胸廓的大小与肺的大小有关，观察和测量胸廓的大小可以间接了解胎儿肺的发育情况。

胎儿的胸廓由 12 个胸椎、12 对肋骨、肋软骨和 1 个胸骨围成，呈上窄下宽的圆筒状外形。胎儿的胸骨较难完整显示，斜或横切面声像图上呈一个有一定弧度的条状强回声带，伴后方声影。肩胛骨在胸廓后外上方，横切面声像图为一强回声带，斜切面呈三角形强回声（图 3-2-36）。

在胎儿胸腔内有两个重要的器官：肺和心脏。

胎儿胸腔在矢状切面上呈上窄下宽的桶形，胸腹腔交界处，皮肤移行自然，没有明显成角（图 3-2-45）。

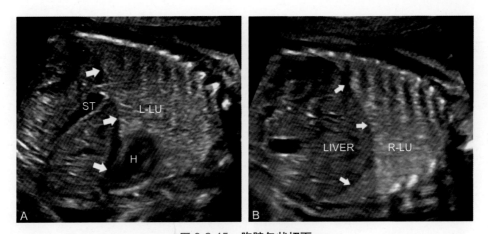

图 3-2-45　胸腔矢状切面

A. 左侧胸腔矢状切面；B. 右侧胸腔矢状切面

L-LU. 左肺；ST. 胃泡；R-LU. 右肺；LIVER. 肝；H. 心脏；箭头所示为膈肌

　　胎儿胸腔横切面可观察胸廓的形态大小，双侧是否对称，双肺的回声强度，心脏大小位置，心脏轴等。

　　胎儿胸腔冠状切面可观察气管、左右支气管的形态，双肺的回声强度、大小位置，对比肺与肝的回声强弱、膈肌等（图 3-2-46）。

　　孕中期超声检查胎肺，通常在胎儿胸部横切面上观察，肺在心脏两侧，呈中等回声的实性结构，回声均匀，随妊娠进展，肺回声渐强，两侧肺大小接近（在四腔心切面上右肺略大于左肺），边缘光滑，回声相等，不挤压心脏（图 3-2-47）。

　　孕晚期，可见呼吸样运动。

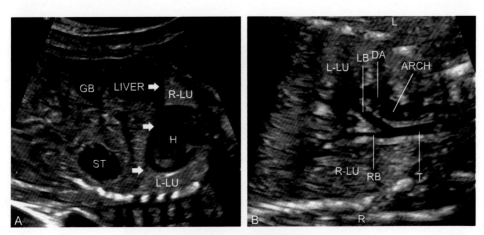

图 3-2-46　胸腔冠状切面

A. 膈肌冠状切面显示膈肌呈低回声带，分隔胸腔和腹腔器官，肝、胃在膈肌下方，心脏与肺在膈肌上方；B. 气管及左、右支气管冠状切面显示气管（T）及左、右支气管（LB、RB）的形态，左、右肺大小及回声强度等

H. 心脏；GB. 胆囊；ST. 胃泡；LIVER. 肝；R-LU. 右肺；L-LU. 左肺；ARCH. 主动脉弓；DA. 动脉导管；R. 右侧；L. 左侧

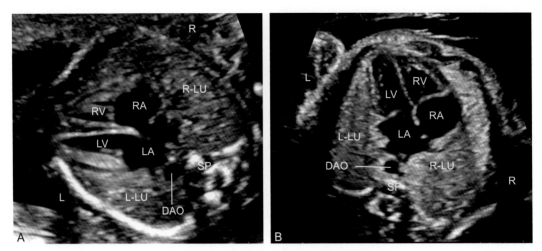

图 3-2-47   正常胎儿不同孕周四腔心切面

孕 21 周胎儿（图 A）、孕 28 周胎儿（图 B）四腔心切面，注意肺的形态、大小、回声的变化

L-LU. 左肺；R-LU. 右肺；R. 右侧；L. 左侧；RV. 右心室；RA. 右心房；LV. 左心室；LA. 左心房；SP. 脊柱；DAO. 降主动脉

七、胎儿腹部

膈肌在胎肺与肝脾之间，是腹腔与胸腔的分界线。纵向扫查时，膈肌显示为一个光滑的低回声带，随呼吸而运动，胎儿仰卧时纵向扫查最清晰，若腹围较小且腹腔内未见胃泡，则要警惕是否存在有膈疝或膈肌发育不良。

使用高分辨率的超声诊断仪器，可准确地评价腹壁的完整性，脐带的附着位置（图 3-2-48）和腹腔内各器官情况。观察胎儿腹部器官最有效的切面是通过胎儿腹部的横向扫查。

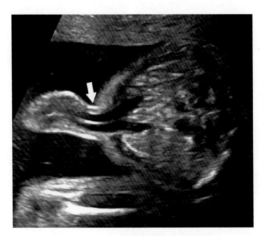

图 3-2-48   脐带腹壁入口切面

箭头所示为脐带腹部插入处

1. 肝   位于胎儿上腹部偏右侧，在孕晚期后几周，回声略低于胎肺。肝内实质回声细小均匀，可见肝门静脉、脐静脉，脐静脉正对脊柱，不扩张，不屈曲，向上向后走行

（图 3-2-49）入肝组织和门静脉窦，在门静脉窦处与静脉导管相连通，静脉导管入下腔静脉。扫查肝时要尽可能多切面进行，以免遗漏肿瘤，尤其在孕晚期，肝迅速增大，较易发现病变。

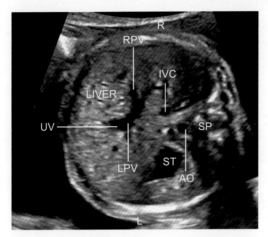

图 3-2-49 胎儿腹围横切面，显示肝及门静脉分支

SP. 脊柱；LPV. 左门静脉；RPV. 右门静脉；LIVER. 肝脏；ST. 胃泡；IVC. 下腔静脉；UV. 脐静脉；L. 左侧；R. 右侧；AO. 主动脉

2. 胎胃　在孕 12 周，95% 的胎儿即可显示胃泡。孕 15 周更清晰，位于左上腹，其大小与形状随被吞咽的羊水量而决定，正常情况下，显示为无回声椭圆形或牛角形结构，蠕动活跃，孕 20 周后均能显示（图 3-2-49）。若胎胃充盈不良或显示不清时，应在 30～45min 后复查。胃的横径一般小于 2.5cm。有十二指肠闭锁时，胃泡明显增大。

3. 胆囊　胆囊属于肝外胆道系统的一个器官，约受精后第 5 周，胆囊和胆囊管从肝憩室的尾支发育而来，最初肝外胆道系统上皮增生，管腔暂时闭塞，直至受精后 12 周，胆囊才开始腔化。因此理论上孕 12 周以前超声不能显示胎儿胆囊（图 3-2-50）。肝憩室的起始部发育为胆总管，头支则发育为肝板和胆总管。

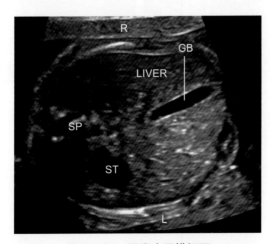

图 3-2-50 胆囊水平横切面

GB. 胆囊；LIVER. 肝；ST. 胃泡；SP. 脊柱；L. 左侧；R. 右侧

超声最早显示胎儿胆囊在孕 12～14 周，孕 15 周能测量大小，孕 16 周时，能分辨出胆囊底、体、颈部。

在获得胎儿腹围横切面后，探头略向胎儿尾侧偏斜即可显示胎儿胆囊（图 3-2-50），正常胆囊长轴呈梨形，横切面呈类圆形，位于上腹部，脐静脉腹腔段右侧，二者鉴别困难时，可用彩色多普勒加以鉴别。

4. 脾　位于胃的稍后下方的低回声结构，呈半月形，随孕龄而增长。

5. 肠道　孕中期，肠道管壁回声略强、内含小无回声区的蜂窝状结构（图 3-2-51A），当肠道回声接近或等同或强于脊柱回声，应进一步追踪观察，若同时出现羊水过多或肠管扩张等情况，病理意义更大。

孕中晚期，小肠位于下腹中央，结肠位于其周边、胎胃的下方，为低回声管状结构，在分娩前几周因胎粪充盈显示更佳（图 3-2-51B）。若以上正常位置关系发生改变，则要仔细分辨是否存在腹壁缺损、脐膨出或膈疝。不要把腹腔外的肠管误认为外生殖器。

正常情况下，孕晚期时结肠内径小于 20mm，小肠内径不超过 7mm，节段长度不超过 15mm，若超过此径不能排除肠道梗阻可能。肠道梗阻表现为近端肠扩张，梗阻发生在越近段越易伴有羊水过多。

正常胎儿肛门在横切面上表现为中央强回声，周边环状低回声，呈"靶环征"（图 3-2-52）。

6. 腹部大血管　腹主动脉、下腔静脉及其主要分支，超声都可清晰显示。

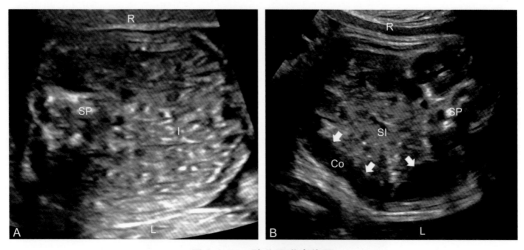

图 3-2-51　胎儿肠道声像图

A. 孕 23 周胎儿，肠道（I）管壁回声略强、内含小无回声区的蜂窝状结构，其回声低于脊柱回声；B. 37 周胎儿，小肠（SI）位于下腹中央，结肠（Co）位于其周边，为低回声管状结构（箭头所示）

SP. 脊柱；L. 左侧；R. 右侧

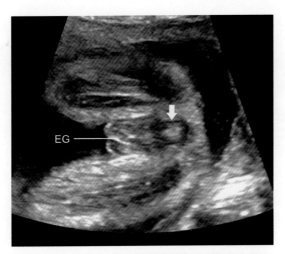

图 3-2-52　胎儿肛门声像图（箭头）

EG. 外生殖器

八、泌尿生殖系统

1. 胎儿双肾　腹部超声在孕 14 周时即可显示出双肾，在孕 18 周后可清晰显示。正常双肾紧靠脊柱两旁，低于成人肾的位置，在旁矢状面上或冠状切面上呈长圆形蚕豆样，横切时呈圆形，右侧稍低于左侧。最初胎儿肾为均匀的低回声结构。随着妊娠的进展，可见更为详细的内部结构。中等回声的肾皮质包绕在低回声的锥形髓质周围，中央强回声区为集合系统，肾周有肾周脂肪囊（图 3-2-53）。当可疑肾发育不良或缺如时，可在双肾冠状切面上进行彩色多普勒检测，观察是否存在肾动脉（图 3-2-53E）。

孕 24 周，肾长 2.2 ～ 2.7cm。

孕 32 周，肾长 2.8 ～ 3.3cm。

足月时，肾长 3.6 ～ 4.1cm，一侧肾周长与腹围的比值为 0.27 ～ 0.3。

因受母体内高孕激素水平影响，输尿管平滑肌蠕动减慢，可致肾盂轻度扩张分离，呈无回声区，尤其在膀胱高度充盈时明显，正常时肾盂前后径测量值在孕 33 周后不超过 7mm。

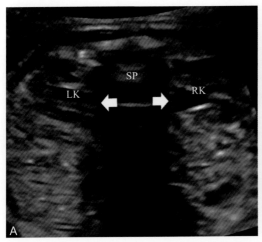

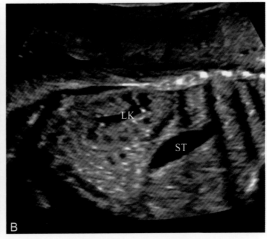

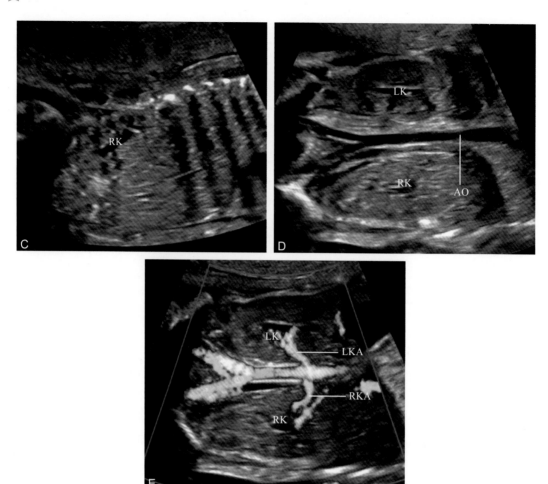

图 3-2-53　双肾声像图

A. 双肾横切面声像图；B. 左肾矢状切面声像图；C. 右肾矢状切面声像图；D. 双肾冠状切面声像图；E. 双肾冠状切面彩色多普勒显示双侧肾动脉

SP. 脊柱；LK. 左肾；RK. 右肾；LKA. 左肾动脉；RKA. 右肾动脉；AO. 主动脉；ST. 胃；箭头所示为肾门

2. **肾上腺**　孕 18 周后，在肾内侧的前上方可见一弯眉状或米粒状的低回声区，其内部中央有一线状强回声，即为肾上腺。在横切肾后稍向上方（头侧）平移探头即可显示（图 3-2-54）。

3. **膀胱**　位于盆腔，呈圆或椭圆形无回声区。正常情况下早孕晚期开始产生尿液，孕 13 周时可见盆腔中的一个无回声区即为膀胱。孕 15 周可清晰显示，正常膀胱每 20～45 分钟充盈和排空 1 次。膀胱容量不定，当膀胱过度充盈时，要在 30～45min 后复查以排除尿路梗阻。

孕中晚期时，胎儿的尿液形成羊水，羊水量可间接反映胎儿双肾功能，当羊水量少且膀胱不充盈时，一定要仔细检查双肾情况。

在膀胱两侧壁外侧可见两条脐动脉伸向腹壁与脐静脉同行于脐带中（图 3-2-55），单脐动脉时，只见膀胱一侧有脐动脉显示。在此切面上测量膀胱壁厚度正常不超过 2mm。

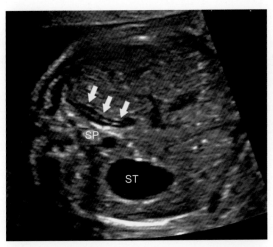

图 3-2-54　横切腹部显示右侧肾上腺（箭头所示）
SP. 脊柱；ST. 胃

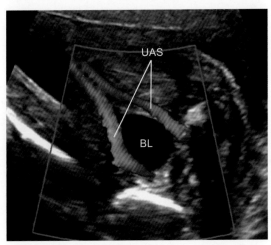

图 3-2-55　膀胱水平横切面彩色多普勒血流显像显示膀胱（BL）及其两侧壁外侧两条脐动脉（UAS）回声

第三节　胎儿的超声测量

　　胎儿的超声测量有许多指标，如孕囊大小、头臀长、头颅大小、小脑横径、眼眶间距、四肢长骨长、胸围、胸径、胸腔面积、腹径、腹围、胎肝大小、胎肾大小、胎心面积与周长，还有胎盘容积、母体子宫容积等。目前常用的有头臀长、双顶径、头围、腹围、股骨长等。在不同时期可靠的测量指标又有所不同，如孕 12 周以前，头臀长测量孕周最可靠；在孕 12 ~ 28 周，双顶径测量值最可靠；孕 28 周后，头围测量值最可靠；分娩前几周腹围测量推测胎儿体重最可靠；当胎头过大或颅内有病变时，股骨的测量值较可靠。

　　获得测量值后可用公式法、查表法或仪器内的回归方程推算胎儿孕周与体重，但要注意人种、地域的差别。选用合适的参考值，以缩小误差范围。总之，超声测量的精确性是有局限性的，一定要综合考虑临床和实验室检查结果，有异常情况时，应间隔 2 周或 3 周后复查。

用来计算孕龄的超声参数及其准确性有赖于进行超声检查时的孕龄。美国妇产科学会建议，在孕 20 周之前，当由末次月经推算出的预产期与由超声估测所得预产期在早孕期超过 7 天或中孕期超过 10 天时，应采用由超声估测的孕龄来计算预产期（表 3-3-1）。

表 3-3-1　产前超声参数估测孕龄的准确性

超声测量参数	孕龄（周）	准确性（误差）（天）
妊娠囊的平均直径	4.5 ～ 6	±5 ～ 7
头臀长	7 ～ 10	±3
	11 ～ 14	±5
	15	±8.4
双顶径	14 ～ 20	±7
头围	21 ～ 30	±14
股骨长	> 30	±21 ～ 28

引自 ACOG Practice Bulletin No.98: Ultrasonography in pregnancy. Obstet Gynecol, 2008, 112:951.

一、孕早期胎龄的估计

根据月经周期计算的孕龄常不准确，许多孕妇的末次月经时间不准确，对于月经史清楚者，月经周期的个体差异也较大，为 25 ～ 33 天，甚至有更长者。但是，不管这些指标如何变化，多数学者认为最准确的孕龄估计在早孕期。此时期生物学变异相对较少。准确的孕龄估计在随后的妊娠中是非常重要的。

1. 妊娠囊（gestational sac，GS）　在卵黄囊及胚胎尚不能显示时，可通过测量妊娠囊的大小来估计孕龄。目前有多种方法，如测量妊娠囊最大内径、平均内径、妊娠囊体积等。由于测量容易，多数学者采用妊娠囊平均内径来估计孕龄的大小。所测得的妊娠囊平均内径（mm）加上 30 即为妊娠天数。即：

$$孕龄（天）= 妊娠囊平均内径（mm）+30$$

例如当超声测量妊娠囊平均内径为 5mm 时，根据上式计算，孕龄为 35 天（5 周）。

另一简单估计的方法是妊娠囊最大内径加 3 即为孕周龄，即：

$$孕龄（周）= 妊娠囊最大内径（cm）+3$$

例如当超声测量妊娠囊最大内径为 2.0cm 时，孕龄为 5 周。

测量标准面：膀胱充盈适度，完整显示妊娠囊。

测量径线：妊娠囊平均内径（cm）=（纵径＋横径＋前后径）÷3

正常妊娠时，妊娠囊每天增长约 1.2mm。

注意：

（1）各径测值只取内径。

（2）适用于孕 7 周内。

（3）因妊娠囊形态不规则，且受膀胱充盈程度的影响，测量值变异较大，故仅作参考。

2. 头臀长（crown-rump length，CRL）　孕 6 ～ 13^{+6} 周，测量头臀长（CRL）是估计孕龄大小的最准确的方法。6 周初由于胚芽太小，测量不准确，但几天后即可准确测量线

☆ ☆ ☆ ☆

状胚芽，但此时尚难区分头与臀。随着胚胎的生长，其形态曲线为"C"形，头端相对较大而能辨认。在 8 周以前，由于头部明显屈曲，所测得的头臀长实际上是颈臀长，胚胎发育到胚期末，头逐渐伸展，尾逐渐退化。此时测量才是真正的头臀长。

由于正常胚胎生长速度几乎以 1mm/d 的速度线性生长，孕龄的大小约等于胚的长度（mm）加 42 天。

即：

$$孕龄（天）= 胚长（mm）+42$$

在 43 ～ 67 天的妊娠大小，由此式计算的妊娠天数 95% 可信限为 ±3 天。

另有学者采用下式计算孕周：

$$孕龄（周）= CRL（cm）+6.5$$

测量标准切面：取胎体或躯干最长，最直的正中矢状切面图像。

测量径线：测量胚胎的颅顶部外缘到臀部皮肤外缘的距离（图 3-3-1）。

注意：

- 适用于孕 6 ～ 13^{+6} 周。
- 要测量胎儿的最长径线（一般取 3 次测量的平均值）。
- 测量时不能包括胎儿肢体或卵黄囊。

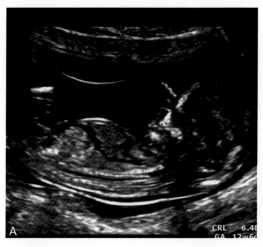 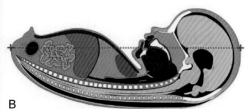

图 3-3-1　头臀长测量图

A. 孕 12^{+6} 周胎儿正中矢状切面声像图，测量游标置于胎儿的颅顶部皮肤外缘到臀部外缘；B. 头臀长测量示意图

3. 卵黄囊　如果经阴道超声检查发现了卵黄囊，但不能检出胚芽及心管搏动，此时妊娠大小相当于 5.5 周。如果胚胎发育正常，根据上述妊娠囊平均内径计算公式，妊娠囊平均内径为 8mm。如果能检出胎心搏动，但因胚芽太小而难以测量头臀长时，孕龄约为 6 周。

4. 妊娠囊内各结构超声显示时间判断与显示

孕 5 周出现妊娠囊双环征。

孕 5 ～ 6 周出现卵黄囊，可确定为宫内妊娠。

☆☆☆☆

孕 6 ～ 7 周可见胚芽及胎心搏动。

孕 7 ～ 8 周可见胚胎轮廓。

孕 8 ～ 9 周可辨头体及肢芽。

孕 9 ～ 10 周可见胎头及脑泡。

孕 10 ～ 11 周可见四肢骨及指（趾）。

孕 12 周及以后，可见四心腔及脊柱。

二、孕中晚期胎龄估计

1. 双顶径（biparietal diameter，BPD）（表 3-3-1）　测量标准切面：胎头横切时的丘脑平面（头颅外形呈卵圆形，颅骨对称，可见透明隔腔，两侧对称的丘脑，两丘脑之间的第三脑室）。

有 3 种测量方法：

（1）测量近侧颅骨骨板外缘至远侧颅骨内缘间的距离（图 3-3-2）。

（2）测量远近两侧颅骨骨板强回声中点之间的距离。

（3）测量近侧颅骨骨板外缘至远侧颅骨外缘间的距离。

如果超声仪器中设置有胎儿生长发育与双顶径的对照换算程序，则要明确该仪器使用的是哪一种测量方法。

注意：

● 测量时颅骨外的软组织不包括在内。

● 在孕 31 周前，BPD 平均每周增长 3mm，孕 31 ～ 36 周平均每周增长 1.5mm，孕 36 周后平均每周增长 1mm。

● 受胎方位或不同头型或胎头入盆等因素的影响，双顶径测值会出现较大偏差。

● 在孕 12 ～ 28 周，测量值最接近孕周。

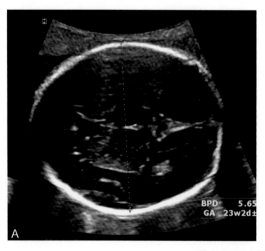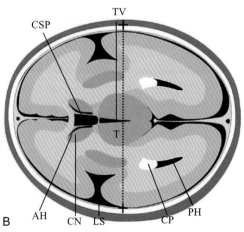

图 3-3-2　双顶径测量图

A. 丘脑水平横切面声像图，测量游标置于近端颅骨骨板外缘至远端颅骨内缘；B. 双顶径测量示意图
CSP. 透明隔腔；TV. 第三脑室；T. 丘脑；PH. 侧脑室后脚；CP. 脉络丛；LS. 外侧裂；CN. 尾状核；AH. 侧脑室前角

☆ ☆ ☆ ☆ ☆

2. 头围（head circumference，HC）（表 3-3-1）　　测量标准切面：同双顶径测量平面。
测量方法：

（1）分别测量头颅长轴和短轴的颅骨外缘到外缘间的距离，或颅壁中点的距离，即枕额径（OFD）和双顶径（BPD）。

$$HC = (BPD + OFD) \times 1.6$$

（2）用电子求积仪（椭圆功能键）沿胎儿颅骨声像外缘直接测出头围长度（图 3-3-3）。

注意：

● 测量值不包括颅骨外的头皮等软组织。

● 不论胎头是圆形或长形，头围测量都可全面显示出胎头的实际大小，故在孕晚期，头围测量已基本上取代了双顶径测量。

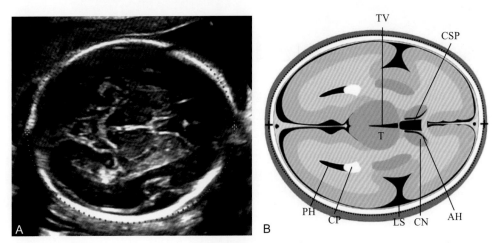

图 3-3-3　头围测量图

A. 丘脑水平横切面测量声像图，用椭圆功能键直接测量头围；B. 头围测量示意图

CSP. 透明隔腔；TV. 第三脑室；T. 丘脑；PH. 侧脑室后脚；CP. 脉络丛；LS. 外侧裂；CN. 尾状核；AH. 侧脑室前角

3. 腹围（abdomen circumference，AC）　　测量标准切面：胎儿腹部最大横切面。该切面显示腹部呈圆或椭圆形（受压时），脊柱为横切面，胎胃及胎肝内脐静脉 1/3 段及门静脉窦同时显示。

测量径线：

（1）分别测量前后径及横径，测量腹部一侧皮肤外缘到另一侧皮肤外缘的距离。

$$腹围 = (前后径 + 横径) \times 1.57$$

（2）电子测量仪（椭圆功能键）沿腹壁皮肤外缘直接测量（图 3-3-4）。

注意：

● 腹围测量切面要尽可能接近圆形。

● 肝内门静脉段显示不能太长。

● 腹围与胎儿的体重关系密切。常用于了解胎儿宫内营养状况，若腹围小于正常值，则要小心胎儿是否有宫内发育迟缓（intrauterine growth retardation，IUGR）。

- 股骨长 / 腹围 ×100%，该值＜ 20% 可能为巨大儿，＞ 24%，可能有 IUGR。
- 孕 35 周前，腹围小于头围；孕 35 周左右，两者基本相等；孕 35 周后，胎儿肝增长迅速，皮下脂肪积累，腹围大于头围。

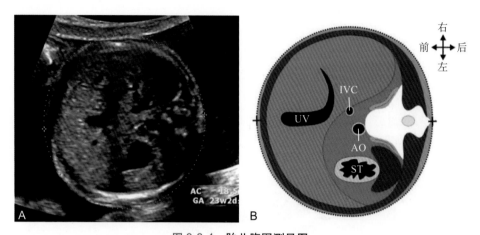

图 3-3-4　胎儿腹围测量图

A. 腹围横切面测量腹围声像图，沿腹壁皮肤外缘测量；B. 腹围测量示意图
UV. 脐静脉；IVC. 下腔静脉；AO. 主动脉；ST. 胃泡

4. 股骨长度（femur length，FL）（表 3-3-1）　股骨是最易识别的长骨，股骨测量适用于孕中晚期的孕龄评估，尤其在孕晚期，较其他径线测量值更有意义。

标准切面：声束与股骨长径垂直，从股骨外侧扫查，完全显示股骨，且股骨两端呈平行的斜面。

测量值：测量点应在股骨两端斜面的中点上（图 3-3-5）。

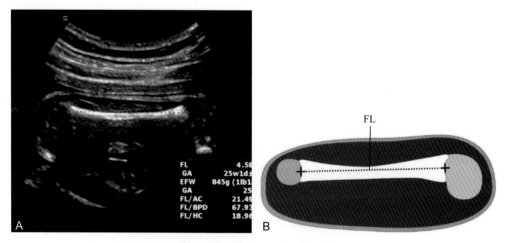

图 3-3-5　胎儿股骨长测量图

A. 股骨长轴切面声像图，测量游标置于股骨两端斜面的中点；B. 股骨长测量示意图
FL. 股骨长度

（1）孕 30 周前股骨增长速度为每周 2.7mm，孕 31 ～ 36 周增长速度为每周 2.0mm，孕 36 周后增长速度为每周 1.0mm。

（2）应从股骨外侧扫查，若从股骨内侧扫查，可见股骨有轻微弯曲。

（3）当胎头测量估测孕周不准时，取股骨测量值。亦可参考 FL/BPD 及 FL/AC 比值：

若 FL/BPD 比值 < 70%，则放弃 FL 测量；

若 FL/BPD 比值 > 86%，则放弃 BPD 测量；

若 FL/BPD 比值在 71% ～ 86%（为正常范围），可进一步用 FL/AC；

若 FL/AC 比值 < 20%，可能为巨大儿；

若 FL/AC 值 > 24%，可能有 IUGR，应放弃 AC 测量。

（4）必要时测量另一侧股骨作对比。

（5）测量时须测量股骨的骨化部分，不要包括骨骺和股骨头。要显示长骨真正的长轴切面，如果长骨两端的软骨部分都能看到，说明该测量平面是通过长轴切面的。

（6）胎儿矮小症及胎儿骨骼发育畸形时不适用。

5. **肱骨长度**（humerus length，HL）　测量标准切面：完全显示肱骨长轴，并且声束要与肱骨长径垂直，清晰显示出肱骨的两端。

测量径线：肱骨两端端点的距离，测量点应在肱骨两端斜面的中点（图 3-3-6）。

注意：

● 孕中期，肱骨与股骨等长，甚至可以长于股骨。

● 必要时测量对侧肱骨作为对比。

● 要测量肱骨真正的长轴切面。

● 胎儿短肢畸形时，肱骨测量不适用于推测孕周。

● 股骨与肱骨测量值低于平均值的 2 倍标准差以上，可认为股骨或肱骨偏短，低于平均值 2 倍标准差以上 5mm，则可能有骨骼发育不良。

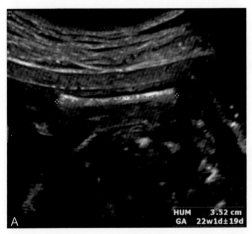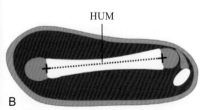

图 3-3-6　胎儿肱骨长测量图

A. 肱骨轴切面声像图，测量游标置于肱骨两端的中点；B. 肱骨长测量示意图

HUM. 肱骨

三、胎儿体重的估计

根据胎儿的一项或多项生物学测量值，经统计学处理，可计算出胎儿的体重。

☆☆☆☆

估测胎儿体重的公式很多，不同的作者有不同的计算公式（式中单位为 mm）：

（1）胎儿体重（g）=1.07×BPD^3+3.42×APTD×TTD×FL（日本东京大学）

（2）胎儿体重（g）=1.256 47×BPD^3+3.506 65×FTA ×FL+6.3（日本大阪大学）

（3）胎儿体重（g）=10[AC×0.046 −（BPD×AC×0.002 646+ BPD×0.166+1.250 8）]（欧美方法）

Shepard（1982）的计算公式：

Log10（出生体重）（g）=− 1.749+0.166（BPD）+0.046（AC）− 0.0026（AC）×（BPD）

注：

BPD. 双顶径；AC. 腹围；APTD. 胸腔前后径；TTD. 胸腔左右径；FTA. 胸廓面积；FL. 股骨长。

目前大多数的超声诊断仪都有产科胎儿发育与体重估计的计算软件，输入各超声测量值后，可迅速得出胎儿孕周及体重，非常方便。

上述参数中胎儿腹围与体重关系密切。准确的体重估测对指导临床决定分娩时机与方式意义重大，要获得较准确的胎儿体重，须注意以下几点：

- 在标准切面上进行准确测量。
- 多项生物学指标测量，尤其当胎儿生长不匀称时。
- 多次测量获得平均测量值（一般测 3 次），以缩小测量误差。

要获得准确的超声测量值，要在实际工作中，积累经验，对计算公式加以校正，若能采用自己采集的资料统计而得的公式或关系图表，误差会减到最小范围。

胎儿孕周和体重受许多因素影响，不能单纯根据超声测量值推算。如孕妇个子大、肥胖，有巨大儿分娩史或糖尿病史等，胎儿可出现大于实际孕龄的现象，按超声测量值推算的孕周就会偏大。反之，如果孕妇身材矮小、孕期体重明显下降、有药物滥用史、高血压病、慢性肾病或心脏疾病、妊娠期高血压综合征、多胎或胎儿畸形等，胎儿均可出现小于实际孕周的现象，按超声测量值推算的孕周就会偏小。因此，超声估计孕龄一定要结合孕妇个体情况，仔细询问病史。同时，让临床医师了解超声测量的局限性是必要的。

第四节　胎盘、羊水与脐带

胎盘、羊水和脐带的检查是产科超声检查的内容。

一、胎盘

胎盘形成于孕 6～7 周，孕 8 周时在超声图像上可表现出来。

（一）胎盘功能

1. 气体交换（氧气和二氧化碳的交换）。

2. 营养物质供应（葡萄糖、氨基酸、游离脂肪酸、电解质及维生素等）。

3. 排除胎儿代谢产物（尿素、尿酸、肌酐、肌酸等）。

4. 防御功能（即屏障作用）。

5. 合成功能（激素和酶）。

（二）正常胎盘的超声图像

胎盘呈均质性回声，于孕 8 周开始可以辨认。胎盘的胎儿面有光滑的羊膜覆盖，母体面与子宫相接。

孕 10 ～ 12 周其边缘可清晰显示，随孕周增长而长大。

孕足月时，呈扁圆形盘状，重约 500g。直径 16 ～ 20cm，厚 1 ～ 3cm，中间厚，边缘薄。

胎盘的超声声像分为三部分。

● 胎盘绒毛膜板：胎盘的胎儿面，于羊水与胎盘实质之间。

● 胎盘基底膜：胎盘的母体面，于胎盘实质与子宫肌层之间。

● 胎盘实质：胎盘绒毛膜板与基底膜之间的胎盘组织。

根据上述三部分的不同阶段的声像特点，将胎盘成熟度分为 4 级（图 3-4-1）。

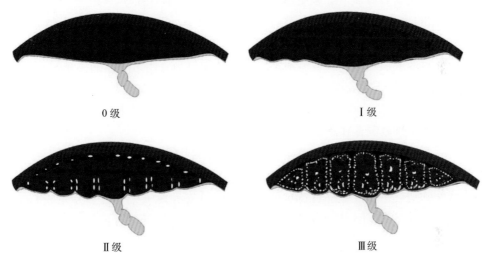

图 3-4-1　胎盘分级示意图

0 级

绒毛膜板：直且清晰，光滑平整。

胎盘实质：回声细密均匀，光点微。

基底膜：分辨不清。

Ⅰ级

绒毛膜板：出现轻微的波状起伏。

胎盘实质：出现散在的增强光点（直径为 2 ～ 4mm）。

基底膜：似无回声。

Ⅱ级

绒毛膜板：出现切迹并伸入胎盘实质内，未达到基底膜。

胎盘实质：出现逗点状增强光点。

基底膜：出现线状排列的增强小光点，其长轴与胎盘长轴平行。

Ⅲ级

绒毛膜板：深达基底膜（至少有两个切迹）。

☆☆☆☆

胎盘实质：出现强回声环回声和不规则的强光点和光团，可伴声影。

基底膜：光点增大，可融合相连，能伴有声影。

胎盘分级的临床意义：胎盘分级与孕周有相关性。

0级胎盘：胎盘刚发育，尚未成熟，常于孕29周前。

Ⅰ级胎盘：胎盘趋成熟，常见于孕29周至足月。

Ⅱ级胎盘：胎盘接近成熟或基本成熟，常见于孕36周后。

Ⅲ级胎盘：胎盘已成熟并趋向老化，常见于孕38周以后。

（三）影响胎盘发育和成熟的因素

1. 加速胎盘成熟的因素　高血压合并妊娠、肾病、妊娠高血压综合征及胎儿宫内发育迟缓。

2. 延迟胎盘成熟的因素　妊娠期糖尿病，母子Rh因子不合等。

（四）胎盘的超声定位

胎盘可位于子宫内的任何位置，故要多角度、多切面扫查，后壁胎盘不易完全显示。必要时可经会阴部或经阴道扫查，能清楚显示宫颈内口与其附近胎盘的关系。

（五）胎盘的几种正常表现

1. 绒毛膜板下或胎盘实质内的无回声区（即胎盘囊肿），常由于栓塞及其后发生的纤维蛋白聚集所致。小范围存在不影响胎盘功能。

2. 胎盘后静脉（也称胎盘静脉窦）于胎盘基底膜下的低回声管状结构沿子宫壁排列，为静脉滞留所致，应与胎盘后血肿区别。

3. 胎盘静脉池 [亦称胎盘血池（maternal pool）] 在胎盘绒毛中心部分无绒毛处，胎盘实质中的较大的近圆形低回声区，可见细密点状回声快速从侧壁流入低回声区内。若范围大，将影响绒毛血液的交换。

二、羊水

（一）羊水产生

1. 孕早期，羊水可能是通过母体血清经胎膜进入羊膜的透析液。胎儿循环建立后，胎儿体内的水分及小分子物质通过胎儿皮肤，也可形成一部分羊水。也有学者认为孕早期的羊水主要由羊膜上皮细胞分泌产生。

2. 孕18～20周起羊水主要或完全来自胎儿尿液，故羊水明显减少或缺如时，要考虑是否有肾发育不良或无功能及双侧尿路梗阻。同时还要观察肺部情况，因为羊水少可以引起肺发育不良。

3. 正常足月胎儿每天产生的羊水量相当于吞咽的羊水量。

4. 羊水有三条吸收途径，即胎儿吞咽羊水，胎儿体表吸收，胎盘和脐带表面的羊膜上皮吸收。

（二）羊水量

羊水量的估计是评价胎儿肾功能的重要指标。羊水量正常表明尿道通畅且至少一侧肾功能正常，羊水过少表明可能存在胎儿泌尿道畸形。

羊水量随孕龄的增长而增多（表3-4-1），孕34～38周可达到或超过800ml。足月妊娠时，羊水量小于 300ml，称羊水过少。羊水量超过 2000ml，称羊水过多。

表 3-4-1　正常妊娠的羊水指数标准值　　　　（单位：mm）

孕周	2.5th	5th	50th	95th	97.5th	*n*
16	73	79	121	185	201	32
17	77	83	127	194	211	26
18	80	87	133	202	220	17
19	83	90	137	207	225	14
20	86	93	141	212	230	25
21	88	95	143	214	233	14
22	89	97	145	216	235	14
23	90	98	146	218	237	14
24	90	98	147	219	238	23
25	89	97	147	221	240	12
26	89	97	147	223	242	11
27	85	95	146	226	245	17
28	86	94	146	228	249	25
29	84	92	145	231	254	12
30	82	90	145	234	258	17
31	79	88	144	238	263	26
32	77	86	144	242	269	25
33	74	83	143	245	274	30
34	72	81	142	248	278	31
35	70	79	140	249	279	27
36	68	77	138	249	279	39
37	66	75	135	244	275	36
38	65	73	132	239	269	27
39	64	72	127	226	255	12
40	63	71	123	214	240	64
41	63	70	116	194	216	162
42	63	69	110	175	192	30

引自 Moore TR, Cayle JE. The amniotic fluid index in normal human pregnancy. Am J Obstet Gynecol, 1990, 162:1168.

（三）羊水的作用

1. 保护胎儿

（1）防止肢体畸形及胎体粘连。

（2）保持温度的恒定。

（3）缓冲外界压力。

（4）利于胎儿体液平衡。

（5）保持宫缩压力均匀分布，利于产程进展，防止胎儿局部受压。

2. 保护母体

（1）减少胎动所致的不适。

（2）前羊水囊可扩张软产道。

（3）破膜后羊水冲洗阴道，减少感染。

（四）羊水的超声测量方法

应用超声评估羊水量是对胎儿评价的一项重要内容。

1. 羊水指数（amniotic fluid index, AFI）（单位：cm）　以母体脐部为中心，划分出左上、左下、右上、右下四个象限，分别测量四个象限内羊水池的最大深度，4 个测值之和为羊水指数。羊水指数对晚期妊娠羊水过多和正常羊水量的测定是相当可靠的，而对诊断羊水过少是不准确的。

正常范围：10 ～ 20cm。

在孕 37 周前 AFI ≤ 8cm，或孕 37 周后 AFI ≤ 5cm，为羊水过少。

在孕 37 周前 AFI ≥ 24cm，或孕 37 周后 AFI ≥ 20cm，为羊水过多。

2. 羊水最大深度（单位：cm）　寻找宫腔内最大羊水池，羊水池内不能有肢体或脐带，测量此羊水池的垂直深度。最大深度 ≤ 2.0cm 为羊水过少，≥ 8.0cm 为羊水过多。

（五）测量时注意事项

1. 测量羊水深度，探头应垂直于水平面，而不是垂直于孕妇的腹壁。

2. 测量的羊水池内不能包括肢体或脐带。彩色多普勒超声因能显示脐带血流而较黑白超声测量更准确。

3. 全面观察羊水分布的宽度比单独测量羊水的最大深度更客观。

4. 当可疑羊水过多或过少时，应用 AFI 测量来估计羊水量更客观。

5. 在胎儿相对固定不活动时，羊水池深度也固定，测量值较准确，有胎动时测羊水深度，不可避免地会造成重复测量或少测量。

三、脐带

（一）脐带的形成

孕 12 周左右，胚外体腔消失，羊膜将尿囊、尿囊血管、卵黄囊及其周围的胚外中胚层、血管包裹形成脐带。左侧尿囊静脉变为脐静脉，右侧尿囊静脉退化。两条尿囊动脉则变成脐动脉，含水量丰富的华通胶（Wharton's jelly）包裹在脐带血管的周围，起保护作用。

（二）脐带的作用

连接胎盘和胎儿，胎儿通过脐带血循环与母体进行营养和代谢物的交换。一条脐静脉将来自胎盘的含氧量高的血液输入胎体，与胎儿肝内的左门静脉相连。两条脐动脉绕过膀胱两侧与胎儿的髂内动脉相连，将来自胎儿的含氧量低的混合血输注到胎盘内进行物质交换。

（三）脐带的超声表现

正常脐带有 3 条血管及包绕着血管的华通胶组成，足月儿脐带直径约 1.2cm（一般不超过 2.0cm），长 30 ～ 70cm。但超声不能测量脐带的长度。

1. 二维声像图表现　在孕 8 周时可显示，正常脐带纵切时呈螺旋状排列（因脐血管长于周围结缔组织），横切时，呈一大二小的三个环状结构。大圆环为脐静脉，两个小圆环为脐动脉，与胎盘相连处为蒂部，与胎儿相连处为根部，蒂部应附着在胎盘的中央或偏中央部位，根部应与胎儿腹部正中相连。

若蒂部附着在胎膜上，脐带血管通过羊膜与绒毛膜之间进入胎盘则为脐带帆状附着，这种胎盘也称为帆状胎盘，如果帆状胎盘的血管先露，即脐带帆状附着并血管前置（vasa previa），破膜时可导致血管破裂出血，对胎儿有相当大的潜在危害。在孕中期因胎儿小，羊水适中，容易发现（详见第 6 章）。

若蒂部附着在胎盘边缘，称为球拍状胎盘，无太大的临床意义。

2. 彩色多普勒表现　最易观察脐带的异常及估计脐带的长度。依血流与探头方向不同，显示为红、蓝、蓝或蓝、红、红的三血管螺旋状排列。

3. 频谱多普勒表现　孕早期只可测到脐动脉收缩期血流信号。孕中期可测到脐动脉与脐静脉的血流速度。

脐动脉血流频谱可以用来：①评估胎盘循环；②确定异常妊娠；③预测 IUGR、妊娠高血压综合征、羊水过少和胎儿宫内窘迫（详见第 4 章）。

第 4 章
多普勒技术在产前诊断和临床处理的应用

从显示解剖结构的黑白超声显像技术发展到今天可以显示动态血流的频谱和彩色多普勒技术，是超声诊断乃至医学影像技术的一次飞越。随着多普勒超声技术的迅速发展、改进和普及，它已成为目前产前诊断和治疗中的常规工具，尤其在评估心血管系统结构和功能方面是不可缺少的工具。

第一节　多普勒技术的原理及成像方法

一、多普勒技术的原理

多普勒效应即频移现象，是声源频率与声源接受体所接受到的声频率之间的差值，它是由奥地利学者 Christian Doppler 于 1842 年首先发现的，也因此命名为 Doppler 效应。

在诊断超声中，多普勒效应用于无创测量血流和人体组织的运动。当超声探头发射的声波从运动物体反射时，反射波的频率与最初探头发射的声波频率不同，存在着差值，即多普勒频移（Doppler shift frequency，f_d），$f_d = (2f_0 v \cos\theta)/c$，$f_0$ 为探头发射的声波频率，v 为血流速度，$\cos\theta$ 为声束方向与血流方向间的夹角（图 4-1-1），c 为声束在组织中的传播速度。通过这一公式可得知获取高 f_d 可通过调节以下参数：声束与血流的夹角（宜 < 60°）、提高探头频率（但高频探头有时受穿透力影响，因此应根据实际情况选用合适的频率）。

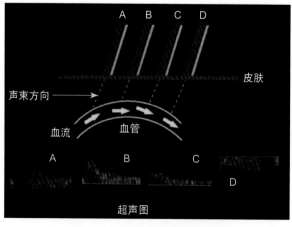

图 4-1-1　角度对声像图的影响

从图 4-1-1 可以看出，声束与血流夹角越小，频移 f_d 越大，A 的夹角较 B 小，因此 A 的 f_d 较 B 大，C 声束与血流略呈垂直状态，因此 f_d 最小。A、B 及 C 声束方向与血流方向夹角均是锐角，是向探头方向运动，因此 f_d 为正值，显示为基线上方的血流信号。D 声束方向与血流方向夹角是钝角，血流是远离探头的运动，因此 f_d 为负值，显示为基线下方的血流信号。

二、多普勒技术的分类

（一）频谱多普勒

1. 脉冲多普勒　采用同个晶体来发射和接收信号（图 4-1-2）。晶振在发射每个脉冲之后"听"一段时间的回波信号，这种处理称为"距离选通"（range gating）。接收回波时间的长度即选通宽度或取样门宽度（gate width），它对应一定的组织深度。脉冲多普勒可以同时提供频谱图及彩色多普勒图，还可以定点测量血流速度（一般是< 2m/s）。但当 $f_d \geqslant PRF/2$ 时，会出现混叠效应，频率失真，这时不能从频谱图中判断频移信号的大小与方向；高速血流频谱显示为双向频谱时，容易误判为"双向涡流"。

PRF 为脉冲重复频率（pulse repetition frequency），是两个相邻超声脉冲间期（t_d）的倒数，即 $PRF=1/t_d$。以下情况容易发生混叠效应：低 PRF、低速度标尺、高速血流。但需要注意的是应用高脉冲重复频率检查时，低速血流信号不容易显示。

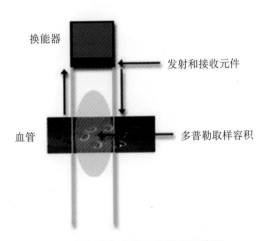

图 4-1-2　脉冲波多普勒工作原理示意图

2. 连续多普勒（continuous wave Doppler，CW）　换能器包括两个晶振元件，一个负责发射连续信号，一个负责接收回波信号。两个晶振通常以微小的角度朝向彼此以产生一个声场重叠区域（图 4-1-3）。连续多普勒可以处理任何在此区域中移动的界面产生的回波信号。连续多普勒与脉冲波多普勒不同的是，它不需要等到接收已发出的声波后再发出第二个声波。它可以同时检测声场重叠区域的移动界面产生的回波信号，优点是可以接收很高血流速度的信号而不会发生混叠，缺点是其沿着一条线采样，因此缺乏区域定位的特异性。临床上主要用于超声心动图检查测量高速血流（> 2m/s），一般是彩色多普勒估测声束照射途径血流速最高点后再运用连续多普勒检测。

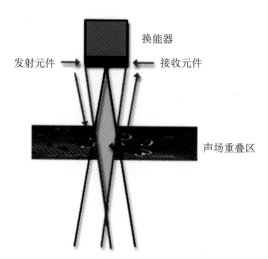

图 4-1-3　连续多普勒工作原理示意图，绿色区域即为声场重叠区域

（二）彩色多普勒

1. 彩色多普勒速度图（colour Doppler velocity，CDV）　从选择区域内许多的采样点来采集频移信息，依据朝向探头或背离探头，计算机用不同颜色来进行编码（红色为正向频移，蓝色为背向频移），不同的色泽表示速度的差别，最终用彩色色标显像图来表示采样区域内的平均血流速度（图 4-1-4）。

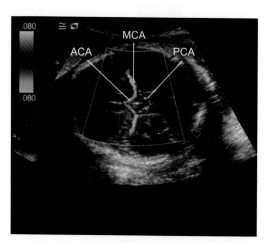

图 4-1-4　彩色多普勒显示胎儿 Willis 环图

ACA. 大脑前动脉；MCA. 大脑中动脉；PCA. 大脑后动脉

2. 彩色多普勒能量图（colour Doppler energy image，CDEI）　从选择区域内许多的采样点来采集振幅的信息成分。能量信号是在一个能量强度谱中所有回波强度的总和，它包括在能量强度谱曲线下的区域。由于噪声信号的振幅明显低于血液回波的振幅，所以有极好的信噪比和对低速血流的敏感性。由于它无角度的依赖和不产生混叠，所以在显示局部器官血管网络极为有用，如胎儿头颅的 Willis 环（图 4-1-5）。

3. 彩色多普勒速度能量图（convergent colour Doppler，CCD）　分别利用频移和振幅信号进行成像的彩色多普勒速度图及彩色多普勒能量图，其优点及缺点正好互补（图 4-1-6）。所以，既利用了彩色多普勒能量图的敏感性又利用了彩色多普勒速度图的方向性，相得益彰。

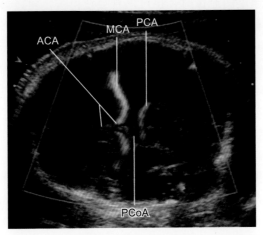

图 4-1-5　彩色多普勒能量图显示胎儿 Willis 环图
ACA. 大脑前动脉；MCA. 大脑中动脉；PCA. 大脑后动脉

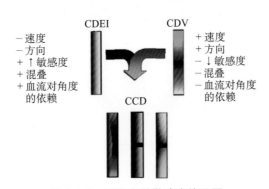

图 4-1-6　彩色多普勒速度能量图

（三）双功多普勒

双功多普勒将多普勒和实时超声探头组合在一个探头里，因此多普勒流体信息也可以与实时的 B 超图像同步显示。利用双功探头，检查者可以在二维灰度图上检测感兴趣区域的速度。

（四）组织多普勒

多普勒回波信号既包括血流中红细胞的散射信息，也包括运动器官（如血管壁）的反射信息，前者的特点是运动速度快，产生的多普勒频移大，但幅度小，而后者则速度慢，频移小，但幅度大。常规多普勒超声诊断仪的内部电路都采用高通壁滤波器，提取的是频移大的血流信号。而组织多普勒采用的低通壁滤波器，单独提取运动器官的低速多普勒信息。

三、多普勒的计算方法及应用

多普勒可以提供 3 种血流动力学的信息：血流的方向、血流的速度、血流速度的变量。彩色多普勒除了能量图以外，可以反映以上3种信息，但只反映平均速度而且是以彩色色标的方式显像，所以无法对峰值血流速度进行精确测量，也无法衍生出其他的计算方式。当然用彩色多普勒速度图显像时，也可以直接获得被测量区域的平均血流速度以及与相邻区域的速度差，也有用计算彩色像素的方法来评估血流量的多少。频谱多普勒的频谱由于在横坐标上提供了时间的信息，在纵坐标上提供了速度的信息，所以可以提供一系列的测量值，如收缩期最高峰值流速（MAX）、舒张末期最低流速（MIN）、时间平均最高流速（TAMX）、时间平均流速（TAV或TMEAN）等（图4-1-7）。从多普勒的原理中我们得知多普勒采样线与血流方向之间的夹角对测量的结果至关重要。从图4-1-8中可见当cos 0°时，声速与血流平行可获得最佳的频移信号，cosθ从1°到89°时，频移信号逐渐减低；cos 90°时，声速与血流垂直，无频移信号。应用多普勒技术去评价母亲和胎儿的循环时，常由于被扫查的血管过小或者弯曲，以致不能获得多普勒声速与血管之间的夹角度数或者不能调整扫查的角度使夹角度数至60°以下，同时也常无法获得血管管径精确的数据。缺乏这些重要的原始数据时，在临床实际的应用中，如果要采用血流速度、容积及血流量的测定和计算，其结果将是不精确、不实用、无临床意义的。在对胎盘、脐带、胎儿的扫查中应用频率很高的是2项指数及1项比值：

- 阻力指数（resistance index，RI）＝[收缩期峰值流速（MAX）－舒张末期流速（MIN）]/收缩期峰值流速（MAX）

- 搏动指数（pulsatility index，PI）＝[收缩期峰值流速（MAX）－舒张末期流速（MIN）]/时间平均最高流速（TAMX）

- 收缩期/舒张期比值（systolic/dystolic，S/D）＝收缩期峰值流速（MAX）/舒张末期流速（MIN）

这三种计算方式提供了一种评估被扫查血管阻力的简便易行的方法，最大的优势是无须考虑和校正扫查角度，分子与分母同样变化，比值是恒定的。分子和分母中cosθ角的因素均被删除。

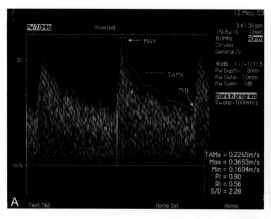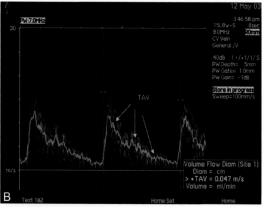

图4-1-7　从频谱多普勒获得多种参数

MAX. 收缩期最高峰值速度；MIN. 舒张末期最低速度；TAMX. 时间平均最高流速；TAV. 时间平均流速

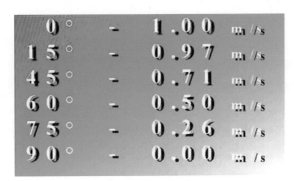

图 4-1-8　角度对血流速度的影响

四、超声多普勒诊断仪的原理

（一）超声多普勒换能器

超声多普勒换能器包括超声发射和接收两部分，发射部分利用逆压电效应将电能转化成机械能，即声波；接收部分利用正压电效应将反射回来的发生多普勒频移的声波转化成电压信号。

（二）主机

1. 发射声波部分　高频振荡器产生超声波的信号源，其产生的高频正弦电压信号输送给多普勒超声换能器的发射压电晶体，使之产生超声波。

2. 接收部分　前置放大器与高频放大器对换能器接收的声波转换成高频电压信号进行放大，而后转给信号检出系统检测多普勒频移信号，最后由显示系统转换成一定的电压模拟信号。

3. 彩色多普勒成像原理　较复杂，主机振荡器部分首先产生相差为 π/2 的两个正交信号，分别与多普勒血流信号相乘；其乘积经 A/D 转换器后变成数字信号；然后经滤波器滤波，去掉低频分量；再送入自相关检测器作自相关检验，自相关结果再送入速度计算器和方差计算器求得平均速度。这结果连同 FFT 处理的血流频谱信息及二维图像信息一起放在数字扫描转换器（DCS）中。最后根据血流的方向和速度，由彩色处理器对血流信号做伪彩色编码，送彩色显示器显示，从而完成彩色多普勒血流显像。

第二节　多普勒技术应用的基础——血管、瓣膜结构及血流状态

多普勒技术的应用是源于血管内红细胞的流动造成的频移，任何生理或病理状态的血管、瓣膜结构均可造成血流状态的不同表现，很多代偿及调节机制也可以造成血流状态的改变。另外，我们也可以利用非红细胞运动造成的多普勒频移现象。

一、胎盘的血液循环结构及特点

胎盘的血液循环是母体与胎儿交流的基本保障，它共有两套血液循环系统，并在各自封闭的管道中循环，这两套不相混合的血液通过其中间的胎盘屏障进行新陈代谢的交换，

既保证母体血液中的氧和营养物质进入胎儿血液循环、胎儿血中的二氧化碳和代谢废物进入母体血液循环，又有很好的屏障作用，阻止有害物质进入胎儿体内。

1. 母体—胎盘血液循环　妊娠开始，胚泡植入后，子宫内膜基质发生水肿、子宫腺体变得弯曲膨大，分泌及血管数目增加，造成内膜增厚并发生少量淋巴细胞和巨噬细胞浸润，随之，靠近植入部位的毛细血管扩大变成血窦。经过这种蜕膜化的子宫内膜称作蜕膜。胚胎继续发育，覆盖在胚泡表层的包蜕膜越来越薄，深层的基蜕膜越来越厚。当胚胎的丛密绒毛膜形成后，绒毛就伸入基蜕膜深部，被侵蚀破坏的基蜕膜形成绒毛间隙，子宫动脉共分出 80 ～ 100 条螺旋动脉分布在子宫内膜中，其末端通过底板开口，将含氧量高并富含营养物质的母血送至这个间隙，间隙内充满母体的血液，绒毛就浸浴在蜕膜的血池之中，与胎儿血进行物质交换。相邻的绒毛间隙可以被未破坏的蜕膜组织所分隔，这种结构称作胎盘隔。由于分隔是不完整的，所以相邻绒毛间隙中的血液可相互沟通。基蜕膜以及由其形成的绒毛间隙、胎盘隔、通过螺旋动脉喷入绒毛间隙中形成的血池共同构成母体 - 胎盘血液循环。彩色多普勒可以动态反映这种血液循环的结构，亦可得到血流的频谱，它是一种高舒张期低阻力的类型，S/D 比值随孕周而下降，以满足胎儿生长需求增加的趋势。其搏动次数与母体心率保持一致。

2. 胎盘—胎儿血液循环　胎儿胎盘部与脐带是这种循环的基本结构。丛密绒毛膜是构成胎盘部的基础，当胚胎发育至 14 天左右时，次级绒毛干形成。胚胎发育至 17 ～ 20 天时，干绒毛内血管网建立，形成三级绒毛干，接着丛密绒毛膜增厚，绒毛干发出数个分支。绒毛干主支的末端发出细胞滋养层柱进入基蜕膜并借助干细胞滋养层壳固定于子宫基蜕膜上，称固定绒毛。从固定绒毛上发出数条侧支游离于绒毛间隙的母血中，称游离绒毛。一条绒毛干及其数条分支形成一个绒毛树系统，这种系统被称作绒毛叶。在孕早期，每个绒毛叶都占据一个绒毛间隙，并均有一条来自脐血管的动脉和静脉。绒毛叶是胎盘胎儿部的基本结构和功能单位。在绒毛叶占据的绒毛间隙中，每一个呈伞状的绒毛树的分支，有50% 以上直接与从基蜕膜流入绒毛间隙的一条螺旋状动脉的喷口相对，所以绒毛叶呈桶状。母体血液先流入绒毛树中央没有绒毛的桶状腔隙中，再流向四周。到孕中期，这种形式的绒毛叶数量可以达到 60 个以上。到了孕晚期，由于相邻的绒毛间隙进行合并，所以在一个大的绒毛间隙中，也会有多个绒毛干所形成的绒毛树。这个结构中的血流用彩色多普勒可以显示，并且亦呈高舒张期低阻力的频谱，搏动次数与胎儿心率保持一致，脐带原始属于胎膜的一部分，它是胚体与胎盘之间相连接的索条状结构。从孕第 4 周开始，在胚胎从椭圆形胚盘变成圆柱状胚体的过程中，胚盘边缘向腹侧卷折，使羊膜及羊膜腔不断扩大，形成原始脐环，羊膜逐渐将卵黄囊推向体蒂，最终将体蒂及卵黄囊包裹，形成一圆形结构，即脐带。此刻的脐带表面很光滑，因为有羊膜包裹，内有卵黄囊、尿囊、脐动脉及体蒂的胚内中胚层组织。到了孕第 10 周，肠袢从脐腔退回腹腔，脐腔消失，卵黄蒂与尿囊也相继消失。右脐静脉退化，左脐静脉与左、右两条脐动脉相对增大，由于脐带内的血管比脐带要长，所以彩色多普勒显示脐带内的血管呈现为螺旋状。

胎儿绒毛膜的绒毛直接浸浴在绒毛间隙的母体血液之中。脐动脉在脐带根部呈放射状发出若干分支进入绒毛膜板，随后又分支成绒毛动脉，分布在各级绒毛中，形成绒毛内的毛细血管，最后汇集成脐静脉。所以说胎儿的胎盘血循环通过脐血管与胎儿体内血循环相连，即胎儿的静脉血由脐动脉运至绒毛的毛细血管，再由脐静脉将动脉血供回至胎儿体内，参与胎儿的体循环。

二、胎儿循环系统解剖结构及特点

1. 胎儿循环系统的发育过程　经阴道超声扫查从孕早期就能系统地观察到胚胎发育生长的细微结构及变化，多普勒技术可以非常完整地显示胎儿循环系统的形成过程。

孕第 4 周末和第 5 周初：可见原始心管产生的多普勒信号。

孕第 6 周：经阴道彩色多普勒可以显示胎心搏动呈红蓝两色的信号交替闪耀出现，频谱多普勒已记录到单峰频谱，无舒张期信号，提示原始心管循环的开始。

孕第 7 周：绒毛血管与原始心管相连续，提示胚胎循环已经形成，同时在胚胎内见到主动脉血流信号及颅内（脑泡内）循环的血流信号。多普勒可同时记录到原始心管及主动脉两个方向的频谱。

孕第 8 周：胚胎主动脉、心管、脐血流的彩色血流信号显示明显。

孕第 9 周：开始记录到胎儿颅内血流信号的频谱，呈收缩期单向单峰并伴少许舒张期血流信号。

孕第 10 周：彩色多普勒开始显示胎儿主动脉的分支、颅内可显示左右两侧的血流信号，频谱仍旧为收缩期为主的单峰形状。

孕第 11 周：四腔心的轮廓开始显现，大脑前、中、后动脉及 Willis 环血流信号显示。

孕第 12 周：四腔心及大血管结构显示清晰，颅内动脉开始出现舒张期成分，并随孕周的增长而增加，提示阻力开始下降，随之脐动脉、主动脉也开始出现舒张期血流信号。

进入到孕中期，胎儿的肺、肝、肾血流信号开始显示，在孕第 14 周已能完整显示胸主动脉、腹主动脉的主干及其大的分支、脐动脉和髂血管的连续、肾内的血管床、肝内的血管床。

孕第 16 周：胎儿四腔心结构及房室瓣的血流信号已经非常好的显示，大血管及半月瓣血流信号也能显示。孕中期末及孕晚期开始，胎儿肢体甚至颜面部也能清晰显示。

2. 胎儿循环系统特点　从血流动力学来讲，胚胎从 8 周开始，心房和心室间隔已逐步完全形成，最终形成四腔心的心脏结构，除了两侧心房单向相通及动脉导管未关闭以外，基本结构与正常人无本质上的区别。但从循环上来讲，有很大的区别，静脉导管、卵圆孔、动脉导管构成了胎儿循环的特点（图 4-2-1）。

（1）静脉导管：代谢产物的排出、营养物质的供给、气体的交换在胎盘完成以后，经过脐静脉进入胎儿体内到达肝下缘后分成两支。脐静脉的一个分支经静脉导管将 20% ～ 30% 的脐静脉血汇入下腔静脉，并与来自下半身的静脉血混合后，共同流入右心房。另有分支与肝窦相通灌注肝。

（2）卵圆孔：由于下腔静脉在右心房的开口对着卵圆孔，所以从脐静脉来的高含氧量的血大部分通过卵圆孔流入左心房，再通过二尖瓣进入左心室，血氧分压可以保持在 3.07 ～ 3.33kPa（23 ～ 25mmHg）。左心室射出的血通过主动脉瓣及升主动脉优先供应给冠状动脉、头颈部及上肢动脉，少量的血液进入降主动脉。

（3）动脉导管：通过下腔静脉到右心房血液的少部分与来自上腔静脉的血混合后经过

右房室瓣（三尖瓣）到右心室，右心室射出的血90%以上通过肺动脉后由开放的动脉导管到降主动脉，只有不足10%的血到达肺，因为胎儿的肺在出生前无气体交换的功能，这种功能由胎盘完成。进入到降主动脉的大部分血液经过由髂外动脉分出的一对脐动脉到达血管阻力很低的胎盘，一小部分没有经脐动脉流走的血液供应给胎儿下半部躯干及肢体。

超声可以观察从胚芽至成熟胎儿的整个历程，多普勒可以得到从原始心管的形成到整个循环系统的建立。胎儿除了自身特点之外已具备了和儿童及成人一样的全身的血管网络。多普勒技术能够完美地显示胎儿全身器官的血管网络系统。

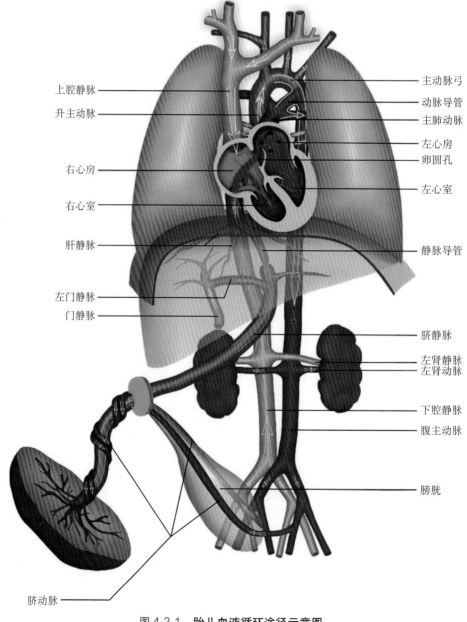

图 4-2-1　胎儿血液循环途径示意图

箭头表示血流方向；红色表示高含氧血；蓝色表示低含氧血；紫色表示混合血

第三节　脐动脉多普勒超声在孕期的应用

脐动脉是髂内动脉前支的分支之一,是胎儿时期存在的特殊血管分支,将胎儿低氧血流输回胎盘。通常存在左右脐动脉。在正常妊娠时,脐动脉 - 胎盘血流阻力随着妊娠进展而降低,舒张末期血流速度增高。多普勒超声表现为收缩峰(S)之后,舒张末期血流信号(D)从无到有,峰值逐渐增加,S/D 比值降低,RI 和 PI 指数降低(图 4-3-1)。在胎盘发育不全时,胎盘内血管血流阻力和脐动脉血流阻力增高,表现为多普勒超声波形异常如舒张末期血流消失或反向(图 4-3-2),多普勒血流参数异常如 PI、RI、S/D 增高。

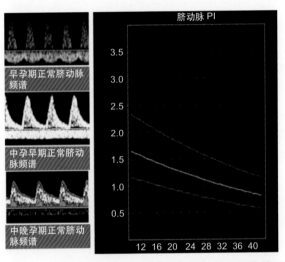

图 4-3-1　不同孕周正常脐动脉频谱图及 PI 正常曲线图

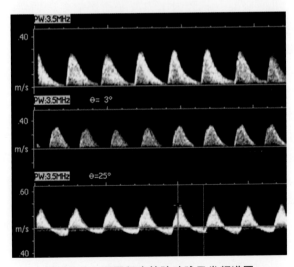

图 4-3-2　不同程度的脐动脉异常频谱图

在高危人群中,孕 28 周之后,当 S/D > 3.0 或 RI > 0.6 时为异常。这类孕妇需要密切观察,比如一周一次胎心监护,每天数胎动,和一周一次多普勒超声检测。当 S/D 比值进一

☆☆☆☆

步增高，以致出现舒张末期血流消失或反向时，临床预后将非常差，围生期死亡率显著增高。1994 年报道的一个在欧洲多中心的研究，共分析 245 例胎儿出现舒张末期血流消失或反向，发现围生期死亡率高达 28%，96% ～ 98% 的新生儿需要收入新生儿 ICU。Maulik（2005 年）对 1126 例发生舒张末期血流消失的胎儿分析发现，死胎发生率为 170/1000，新生儿死亡率为 280/1000。这些研究充分证明当出现舒张末期血流消失或反向，胎儿的临床预后很差。

在高危孕妇中，脐动脉多普勒超声的改变可用于胎儿宫内监护，指导临床决定分娩时间。最早的研究发表在 1987 年，随后有大量的研究证明脐动脉多普勒超声的临床应用价值。最近的 Meta 分析总结 18 个临床研究共 10 225 例高危孕妇，发现应用脐动脉多普勒超声，围生期死亡率降低了 29%，引产率和剖宫产率也降低了。基于上述显著的临床价值，脐动脉多普勒超声已成为高危孕妇胎儿产前监护的常规方法。

相对于高危孕妇，脐动脉多普勒超声在低风险孕妇中的应用价值不明显。最近的荟萃分析总结了 5 个临床研究共 14 185 例孕妇，脐动脉多普勒超声检查没有改善临床预后。因此，在低风险孕妇中，不主张常规应用脐动脉多普勒超声筛查。

1. 脐动脉多普勒超声检查的指征

（1）胎儿宫内发育迟缓，妊娠高血压综合征患者。

（2）慢性高血压患者。

（3）羊水过少。

（4）双胎生长不平衡，体重差异超过 20%。

2. 影响脐动脉多普勒超声的因素

（1）孕周：随着孕周增长，舒张末期血流速度增高，多普勒超声表现为舒张末期峰值增高，S/D，RI 和 PI 值降低。

（2）胎儿呼吸：胎儿呼吸时，胸腔内压力改变而影响多普勒超声。因此，脐动脉多普勒超声应该在胎儿没有呼吸运动时进行。

3. 脐动脉多普勒超声操作技术

（1）脐动脉位置：靠近胎儿的脐动脉多普勒血流指数要高于在靠近胎盘的脐动脉多普勒血流指数，因此，脐动脉多普勒超声应取自由浮动段脐动脉。

（2）取样角度：超声声束和血管长轴之间的角度会影响多普勒波形。角度越大，波形越小。多普勒超声时，超声束和血管长轴之间角度最好为 0°。

（3）彩色多普勒可以帮助鉴别脐动脉位置和评估取样角度。

4. 脐动脉多普勒异常的临床处理　在出现胎儿宫内发育迟缓或怀疑胎盘功能不全时，临床处理最棘手的问题是决定什么时候分娩才能提高新生儿的预后，降低早产带来的并发症，这对体重很小和不足月的胎儿，尤为重要。正如前面所述，脐动脉多普勒超声的应用，充分改善了新生儿的预后，降低了围生期死亡率。

对于这一类孕妇，我们开始时一周一次脐动脉多普勒超声检测，再加一周一次生物物理评分（BPP），一周 1 ～ 2 次胎心监护和每天数胎动。如果所有指标都正常，继续进行上述胎儿监测。当脐动脉多普勒出现异常仅为 S/D 值增高时，同样继续上述胎儿监测。如果出现胎心监护异常，BPP 异常（＜ 4）时，或已足月，分娩是最佳选择。

当出现舒张末期血流消失时，预示着胎儿和新生儿预后差。如果已经超过 34 周，应该终止妊娠。在 34 周之前，应给予糖皮质激素，一周 2 ～ 3 次多普勒超声和 2 ～ 3 次胎心监护。出现胎心监护异常，或 BPP 异常，应终止妊娠。

当出现舒张末期血流反向时，胎儿和新生儿的预后会更差。在 30 周之后，出现胎心监护异常或 BPP 异常，应终止妊娠。在 30 周之前，除了给予糖皮质激素，胎心监护和 BPP 外，应检查静脉导管多普勒，如果静脉导管多普勒正常，继而一周 2 ～ 3 次静脉导管多普勒检测。如果出现胎心监护异常，BPP 异常，静脉导管 a 波消失或反向，应该终止妊娠，尤其是出现 a 波反向时，应立即行剖宫产。

第四节　静脉导管多普勒超声在孕期的应用

静脉导管（ductus venosus）是胎儿期的特殊血管分支，是脐静脉绕过肝直接连接到下腔静脉的分支。它携带高含氧血液直接射入下腔静脉（图 4-4-1A），经右心房通过卵圆孔到左心房，经左心室进入主动脉，供应心脏、大脑等重要器官。因其特殊位置和连接，检测静脉导管血流动力学直接反映胎儿心功能。

正常情况静脉导管中血流总是前向的（antegrade flow）。在多普勒超声时表现为心室收缩期峰（S）、舒张早期峰（D）、和心房收缩期峰（a）（图 4-4-1B）均为前向血流。当出现胎儿宫内窘迫而波及血流动力学改变时，静脉导管前向血流减少以至出现逆向血流，多普勒超声表现为 a 波逐渐减小，然后消失，最后反向。当出现 a 波消失或反向时，新生儿预后很差，尤其是 a 波反向时，出生时 pH 低于 7.2 的可能性高达 65%。

正因为静脉导管血流的改变直接反映胎儿心功能状况，其临床应用主要在评估任何可能影响胎儿心功能的病变，比如严重胎盘功能不全、双胎输血综合征、胎儿贫血和水肿、胎儿心律失常等。

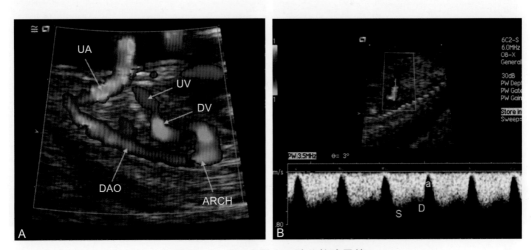

图 4-4-1　孕 12 周 6 天胎儿静脉导管
A. 彩色多普勒显示静脉导管；B. 频谱多普勒显示静脉导管频谱
UA. 脐动脉；DAO. 降主动脉；DV. 静脉导管；UV. 脐静脉；ARCH. 主动脉弓；S. 收缩期峰；D. 舒张期峰；
a. 心房收缩峰

☆★☆☆

1. 静脉导管多普勒超声操作技术　在二维超声下找到胎儿上腹部纵切面或横切面。利用彩色多普勒来确定静脉导管的峡部（isthmus portion），此部位血流速度最高。将多普勒取样门（Doppler gate）放在静脉导管的峡部。保持超声束和血管长轴之间角度最好为0°。在胎儿静止和没有呼吸时检测。

2. 静脉导管多普勒异常的临床处理

（1）静脉导管多普勒在胎儿宫内发育迟缓中的应用：对胎儿宫内发育迟缓患者，尤其是严重胎儿宫内发育迟缓发生在34周之前的孕妇，临床处理最棘手的问题是在何时决定分娩才能在最大程度上提高新生儿预后和降低新生儿因为早产而发生的并发症，同时避免新生儿代谢性酸中毒和胎死宫内。自从脐动脉多普勒超声的应用，如上所述，已经明显改善了新生儿预后。然而对出现脐动脉舒张末期血流消失或反向的胎儿是否还能继续延长妊娠而避免早产？尤其是对发生在孕30周以前的宫内发育迟缓，静脉导管多普勒超声在指导临床处理这类患者时能起一定作用。因为在胎盘功能不全而导致胎盘血管阻力增加时，首先导致脐动脉血流阻力改变，然后才因脐动血流阻力的显著增高而导致胎儿心功能的改变，从而产生静脉导管血流的改变。因此脐动脉血流改变发生在前，静脉导管血流改变发生在后。有研究证明，当出现脐动脉 S/D 比值增高，围生期死亡率约为 5.6%，当出现脐动脉舒张末期血流消失或反向，但静脉导管多普勒正常时，围生期死亡率则上升到 11.5%，但是当出现静脉导管多普勒异常时（图 4-4-2），围生期死亡率则高达 38.8%。发表在 2010 年的 Meta 分析总结了 18 个临床研究共 2267 例胎儿，发现在有胎盘功能不全的高危人群中，静脉导管多普勒能比较准确地预测围生期预后。

基于上述原理，对于孕 30 周以前发生的胎儿宫内发育迟缓，静脉导管多普勒超声在对决定分娩时间能起决定性的作用。但是这是否能真正改善新生儿预后，目前还在等待临床双盲试验的结果。

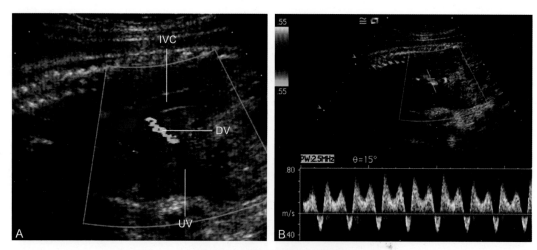

图 4-4-2　孕 32 周胎儿 FGR

胎儿静脉导管彩色多普勒（A）及频谱多普勒（B）显示静脉导管（DV）血流反流

IVC. 下腔静脉；UV. 脐静脉

（2）静脉导管多普勒在双胎输血中的应用：在双胎输血综合征中，因为一个胎儿将血液输入另一胎儿，导致两个胎儿都存在显著的血流动力学改变，从而导致胎儿心功能改变。同上所述，这些改变通过多普勒超声可以检测到。在 Quintero 的双胎输血综合征分期中，多普勒超声检测是决定分期的指征之一。当出现静脉导管 a 波消失或反向时定为三期，这对临床处理双胎输血综合征有决定性意义，因为在 Ⅰ 期和 Ⅱ 期双胎输血综合征，分别有60% 和 15% 的患者可以自愈，而 Ⅲ 期和 Ⅳ 期患者中，分别有高达 46% 和 86% 的胎儿是致命的。因此，对 Ⅲ 期和 Ⅳ 期患者应及时进行治疗。

（3）静脉导管多普勒在胎儿水肿中的应用：许多病因可导致胎儿水肿，免疫性的或非免疫性的。静脉导管多普勒检测同样可预测临床预后。

（4）静脉导管多普勒在胎儿心律失常中的应用：胎儿心律失常，尤其是持续性心律失常，会导致胎儿心力衰竭，胎儿水肿。多普勒超声包括检测心瓣膜功能和静脉导管可以帮助预测胎儿预后。静脉导管多普勒可以检测心力衰竭发生的可能。其次一些心律失常，比如室上性心动过速，可进行宫内治疗，静脉导管多普勒可监测胎儿对宫内治疗的反应和预后。

（5）静脉导管多普勒在产前的其他应用：早孕期静脉导管多普勒异常可筛查胎儿染色体畸形和先天性心脏畸形。

第 5 章
胎儿生长异常与母胎血流监护

胎儿生长异常包括胎儿生长受限（fetal growth restriction，FGR）和巨大胎儿（fetal macrosomia）。产前超声通过系列超声检查监测胎儿各生长参数变化、母胎血流监护评价母体—胎盘—胎儿循环血流动力学状况等方法，对促进产科处理胎儿生长异常有一定临床意义。

临床评价胎儿生长情况，首先要确定孕周。采用正确方法明确妊娠周数是评估胎儿生长是否正常的前提。对于月经周期为 28 天且规律的孕妇通常采用孕龄估计。对于月经不规律的孕妇，建议使用准确测量获得的早孕期头臀长（CRL）计算孕龄，若不能获得早孕期的准确资料，也可以使用其他方法计算孕龄。

超声确定孕龄的方法包括：

1. 头臀长（crown-rump length，CRL）计算孕龄　主要用于早孕期胎儿孕龄的估计，由此方法获得的孕龄一经确定不再调整。并以此为依据推算 NT 超声检查时间。孕 5～7 周胚胎头臀长没有良好形成，经腹超声不能清晰显示胚胎的头臀最顶点。此时测量 CRL 值如果小于实际孕周，会引起孕中晚期误判胎儿生长过快；若测量时包含部分卵黄囊或妊娠囊，这样高估的 CRL 值计算出的孕龄大于实际孕周，会在孕中期或孕晚期增加胎儿生长受限的假阳性率。孕 8～10 周胎儿脊柱可以被超声良好识别，对自然屈曲状态下胎儿的头部和臀部最顶点能清楚辨别，3 次取均值，3 次测量间可接受的误差范围为 5mm。

2. 孕中晚期孕龄估计　为使用多项指标包括双顶径（BPD）、头围（HC）、腹围（AC）和股骨长度（FL）综合测量计算孕龄（详见第 3 章）。

3. 小脑横径计算孕龄　在双顶径、头围及股骨长等参数不能用于孕龄估计时，用小脑横径估测胎儿孕龄是一个很好的方法，该方法不受胎儿头部形状的影响，也不受胎儿生长受限时胎儿大小的影响，可以较客观地评估胎儿孕龄，但是胎儿若有影响小脑发育的疾病则不能使用，如小脑发育不良，某些染色体异常等。

4. 足长计算孕龄　一般来说，胎儿足长与股骨长相等，胎儿足长与孕周具有较好的相关性。当出现其他指标不能准确预测孕龄时，如脑积水、无脑儿、短肢畸形、胎儿生长受限，可以测量足长预测孕龄。足长的测量方法是在显示胎儿足底标准平面上，测量足跟皮肤至最长足趾趾尖的距离。

除了通过单次超声测值计算孕龄外，采用间隔 3～4 周的系列胎儿生长超声，包括双顶径、头围、腹围、股骨长及胎儿体重等，并绘制胎儿生长曲线评价其生长情况（图 5-0-1）。

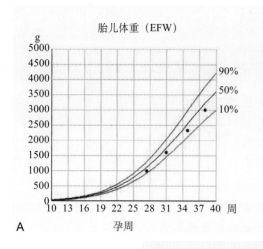

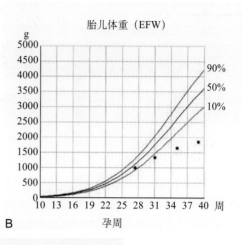

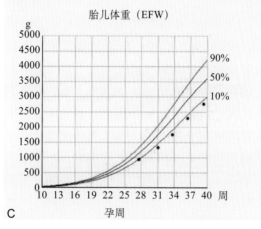

图 5-0-1　个体化的胎儿生长曲线
A.胎儿生长速度正常；B.胎儿生长受限（FGR）；C.小于胎龄儿（SGA）

第一节　胎儿生长受限

一、小于胎龄儿与生长受限的概念

小于胎龄儿（small for gestational age infant，SGA）是指出生体重低于同胎龄体重第 10 百分位数以下或低于其平均体重 2 个标准差的新生儿。但这个术语并没有考虑其潜在原因，并非所有的出生体重小于同孕龄体重第 10 百分位数者均为病理性的生长受限。有 25% ～ 60% 的 SGA 是因为种族或产次或父母身高体重等因素而造成的"健康小样儿"。这部分胎儿除了体重及体格发育较小外，各器官无功能障碍，无宫内缺氧表现。

SGA 可分为 3 种情况。

（1）正常的 SGA（normal SGA）：胎儿结构及多普勒血流评估均为未发现异常，无宫内缺氧，胎儿生长按照自己固有的生长速度生长，但低于第 10 百分位。

（2）异常的 SGA（abnormal SGA）：存在结构异常或遗传性疾病的胎儿。

☆☆☆☆

（3）胎儿生长受限（fetal growth restriction，FGR；或 intrauterine growth retardation，IUGR）：指无法达到其应有生长潜力的 SGA。其发生率为 3%～7%，围生儿死亡率是正常胎儿的 4～6 倍，占我国围生儿死亡总数的 42.3%。

本节中，小于胎龄儿的表述主要指正常小样儿，即生长速度稳定的持续性小胎，多普勒血流监护没有明显异常，不伴胎儿畸形和遗传性疾病，其围生儿常无不良结局。宫内生长受限则指由于某些病理过程阻碍胎儿生长达到其应有的生长潜力，可同时伴有母胎多普勒血流异常。本节中着重于讨论胎盘病理而导致的生长受限。

对于产科医师而言，产前 FGR 的识别是很重要的，可以前瞻性地对胎儿进行管理。对于正常 SGA 的胎儿，产前诊断可以消除患者的顾虑。

FGR 发生的时间不同，其严重程度不同，所以疾病发展、监测时间、临床处理及预后都有不同。本节讨论单胎妊娠出现的 FGR，对于多胎妊娠的胎儿生长暂不叙述。

二、胎儿生长受限的病因及危险因素

导致 FGR 的原因大致包括母体、子宫、胎儿和胎盘功能障碍等，如母体原因所致的胎盘灌注障碍，胎盘原因所致的养分及氧气运送受阻，胎儿营养吸收障碍或生长过程的异常等。在临床上，疾病的表现、进展和结局往往是多方面的因素共同作用所致。其中，遗传因素（如染色体异常、先天性畸形和遗传性疾病）和感染是具有重要意义的病因。FGR 胎儿中，染色体异常率及宫内感染率均小于 10%，但体重低于第 5 百分位的胎儿中，染色体异常率可达 19%。上述病因对胎儿围生期甚至远期的预后影响大，产科治疗不能改善妊娠结局，因此，一旦发现 FGR，首先应排除胎儿遗传因素相关异常及胎儿宫内感染。

主要病因及危险因素如下。

（1）母体因素：严重的营养不良；所有影响子宫和胎盘血流灌注的妊娠并发症及合并症，如妊娠期高血压疾病、妊娠合并肾病、免疫性疾病、严重心脏病、严重贫血、内分泌疾病、感染性疾病、子宫肌瘤及子宫畸形等。此外，孕妇吸烟、酗酒、滥用药物等不良嗜好也可增加 FGR 的发生。

（2）胎儿因素：染色体（21- 三体综合征、18- 三体综合征、13- 三体综合征、单亲二倍体、特纳综合征）或基因异常、胎儿结构异常、多胎妊娠、双胎输血综合征、宫内感染，如风疹病毒、巨细胞病毒、单纯疱疹病毒、弓形虫、梅毒螺旋体感染等。

（3）胎盘因素：各种胎盘病变所造成的子宫胎盘血供减少可以影响胎儿—胎盘循环和子宫—胎盘循环，如原发性胎盘疾病、胎盘早剥和梗死、前置胎盘、胎盘嵌合体。

（4）脐带因素：脐带过细、扭转打结等。

三、胎儿生长受限分型

FGR 的分型取决于导致生长受限的病因、发生时间及不良因素的持续时间。根据胎儿数目不同，可分为：单胎妊娠 FGR 和选择性 FGR（selective intrauterine growth restriction，sIUGR）。根据胎儿是否匀称可分为匀称型 FGR 和非匀称型 FGR。根据 FGR 发生的时间不同可分为：早发型 FGR 即在 34 孕周前发生的 FGR 和晚发型 FGR 即在 34 孕周后发生的 FGR。

四、胎儿生长受限诊断及评估

【超声诊断】

发现疑似 FGR 时,首先要核对孕周,系列胎儿生长超声判断胎儿生长速度,胎儿多普勒血流检查判断胎儿血流情况以及胎心监测、胎儿生物物理评分等胎儿宫内监测,尽可能确定是否存在胎儿生长受限及其类型和病因。

1. 确定孕周:采用前面所介绍的方法如早孕期 CRL、中孕早期 BPD、HC、AC 和 FL、中晚孕期小脑横径和足长确定孕周,间隔 3 ～ 4 周胎儿系列生长超声绘制胎儿生长曲线,评估生长速度。

2. 胎儿生长超声监测:产前超声根据其超声表现特点可分为 2 型:不匀称型胎儿生长受限 (asymmetric growth restriction)、匀称型胎儿生长受限 (symmetric growth restriction)。

(1) 匀称型胎儿生长受限:为不良因素作用于受精卵或孕早期所致。其原因包括遗传性的低生长潜力、宫内感染、孕妇严重营养不良、胎儿酒精综合征、胎儿染色体异常或严重的先天性异常。其主要特点为胎儿生长测量的各条径线均落后于正常值,超声表现为测量双顶径、头围、腹围、股骨长度均低于同孕龄正常值的第 10 百分位数,但各生长参数均相称。胎盘小,但外观正常。该类生长受限需与正常的 SGA 相鉴别。

(2) 不匀称型胎儿生长受限:临床比较常见,不良因素主要作用在妊娠中、晚期,多伴有子宫胎盘功能不足。通常考虑为胎盘疾病、母体疾病所致。其超声主要特点为胎儿腹围相对于其他生长测量指标更为落后,超声表现为测量双顶径、头围可正常或稍小于孕周,但腹围、股骨长度低于同孕龄正常值的第 10 百分位数。胎盘体积可正常,但功能下降。

3. 胎儿宫内状况评估

(1) 胎儿多普勒血流监护:主要包括母体双侧子宫动脉 (UtA)、脐动脉 (UA)、静脉导管 (DV)、大脑中动脉 (MCA)(见本章第三节)。最近也有研究将主动脉弓峡部血流、脐静脉及三尖瓣血流作为监护指标。

(2) 胎儿生物物理监测:应用二维超声监测胎儿呼吸运动 (FBM)、胎动 (FM)、肌张力 (FT)、羊水量 (AFV),以及胎儿电子监护 (NST) 进行综合评分,即胎儿 Manning 评分法 (表 5-1-1),每项 2 分共 10 分。其中通过二维超声检查获得的四项结果,包括:FBM、FM、FT、AFV 的评分,又被称为胎儿生物物理评分。NST、FBM、FM、FT 受中枢神经系统调控,反映胎儿当前状态:FT 最早出现孕 8 周左右,缺氧时该活动最后消失;FM 出现在孕 9 周左右;FBM 在孕 13 周左右出现,孕 20 周 FBM 呈现规则性;NST 约孕 26 周后出现,孕 32 周成熟,孕 34 周后稳定,且对缺氧最敏感。当缺氧发生时,依次出现 NST-FBM-FM-FT 异常。值得注意的是,孕 34 周后独立的 NST 异常出现早于胎儿多普勒血流异常,但是完整的胎儿生物物理评分的降低往往发生在胎儿多普勒血流异常以后,所以孕 34 周后建议联合实施 NST 和母胎血流监护进行宫内监测。胎儿生物物理评分的降低对临床医师来说可能意味着急诊剖宫产风险的增加。尤其 FT 消失后,胎儿处于缺氧失代偿期,立即行剖宫产术,围生儿死亡率亦会升高。因此胎儿生物物理评分可以辅助判断胎儿急性和慢性缺氧 (表 5-1-2)。

表 5-1-1　胎儿 Manning 评分法

指标	2 分（正常）	0 分（异常）
NST（20 ～ 40 分钟）	≥ 2 次胎动，FHR 加速，振幅 ≥ 15 次 / 分，持续 ≥ 15 秒	< 2 次胎动，FHR 加速，振幅 < 15 次 / 分，持续 < 15 秒
FBM（30 分钟）	≥ 1 次呼吸样运动，持续 ≥ 30 秒	无或持续 < 30 秒
FM（30 分钟）	≥ 3 躯干和肢体活动（连续出现计 1 次）	≤ 2 次躯干和肢体活动
FT（30 分钟）	≥ 1 次躯干伸展后恢复到屈曲，手指摊开合拢	无活动，肢体完全伸展，伸展缓慢，部分肢体恢复到屈曲
AFV	≥ 1 个羊水池，最大羊水池垂直直径 ≥ 2cm	无或最大羊水池垂直直径 < 2cm

表 5-1-2　胎儿 Manning 评分的预测和处理原则

评分	胎儿情况	处理原则
10	无急、慢性缺氧	每周复查 1 次，高危妊娠每周复查 2 次
8	急、慢性缺氧可能性小	每周复查 1 次，高危妊娠每周复查 2 次，羊水过少可终止妊娠
6	可疑急、慢性缺氧	24 小时内复查，评分仍 ≤ 6 或羊水过少，可终止妊娠
4	可有急或慢性缺氧	24 小时内复查，评分仍 ≤ 6 或羊水过少，可终止妊娠
2	急缺氧或伴慢性缺氧	若胎肺成熟，终止妊娠；胎肺不成熟给予激素治疗 48 小时内终止妊娠
0	急、慢性缺氧	终止妊娠，胎肺不成熟，同时激素治疗

（3）羊水量、腹水、胎盘成熟度监测。

（4）孕妇尿 E3 和 E/C、血清胎盘生乳素监测胎盘功能。

（5）染色体核型分析：羊膜腔穿刺或脐血管穿刺取羊水或脐血行染色体检查以除外染色体疾病。脐血管穿刺取血可以直接判断胎儿的酸碱状态。

母胎血流监护（maternal fetal blood flow surveillance，BFS）的概念于 20 世纪 90 年代开始于瑞典，2009 年引入中国。BFS 遵循标准化的多普勒操作规则获取母体和胎儿多血管的超声血流参数搏动指数（PI），包括母体双侧子宫动脉（R-AU、L-AU）、胎儿脐动脉（UA）、脐静脉（UV）、静脉导管（DV）和大脑中动脉（MCA）。再通过母胎血流监护软件自动化、智能化分析血流图波形信息、PI 测值和胎儿生存环境母体—胎盘—胎儿循环血流动力学状态，获得脐动脉血流分级（BFC）、子宫动脉评分（UAS）、胎盘评分（PLS）、胎儿状况分级（FFC）等。综合定量评价胎盘功能及胎儿宫内安危状况，以降低围生期死亡率和多种慢性致病因素所致的不良妊娠结局的发生。还可为胎儿宫内治疗提供术前评估和术后监护，为围生期新生儿缺氧缺血性脑病（hypoxic ischemic encephalopathy，HIE）和先天性感染等疾病的早期诊断和治疗提供参考依据。

【临床处理及预后】

FGR 近期并发症有新生儿窒息、低体温、低血糖、红细胞增多症、感染等；远期并发症有脑瘫、智力障碍、神经系统障碍、行为异常；成年后高血压、冠心病、糖尿病、代谢性疾病的发病率为正常儿的 2 倍。

由于宫内治疗方法有限，FGR 分娩时机的选择尤为重要。①存在染色体异常或合并严重先天性畸形者，可提供终止妊娠的选择。②对可疑 FGR 的胎儿运用脐动脉多普勒评估，可鉴别出因缺氧而出现生长受限的胎儿与非缺氧所致的小胎儿，从而降低围生期死亡率和减少不必要的医学干预。当怀疑 FGR 且胎儿存活时，应首选脐动脉多普勒监测，用以评估是否存在胎盘阻力增加或胎儿心血管对低氧血症的适应状况。脐动脉多普勒监测可能有助于指导关于针对 FGR 妊娠的产科干预的决定（图 5-1-1）。

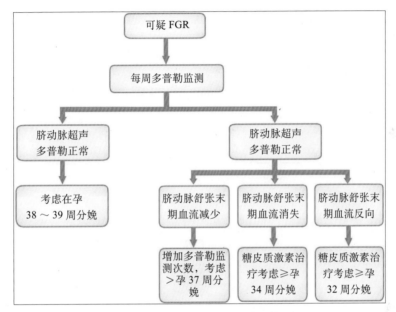

图 5-1-1　超声多普勒监测管理流程

由于缺乏足够样本的随机试验来评估脐动脉多普勒监测 FGR 的最佳频率，所以可建议的方案各不相同。一些学者主张每周进行一次多普勒评估，有些则建议间隔 2 ～ 4 周进行评估。如果脐动脉舒张末期前向血流持续存在，即使检测到了多普勒异常，每周多普勒随访已足够。由于缺乏关于最佳监测频率的相关数据，当 FGR 合并羊水过少，或脐动脉舒张末期血流消失甚至反向时，专家推荐每周多普勒监测多达 2 ～ 3 次。

当超声评估胎儿体重低于第 10 百分位时，推荐对胎儿进行多普勒监测，因为 FGR 与新生儿发病率和死亡率之间有公认的相关性，而这个监测可以提早在孕 26 ～ 28 周开始。FGR 胎儿的传统监测有赖于胎心监护（NST）或通过超声波进行胎儿生物物理评分。当怀疑 FGR 时，通常推荐每两周 1 次胎儿 NST 与每周 1 次的羊水评估，或每周一次生物物理评分。超声和 NST 联合监测可以改善 FGR 胎儿的预后。

第二节　巨　大　儿

胎儿体重达到或超过 4000g 者称为巨大胎儿（fetal macrosomia）。国内发生率约 7%，男胎多见。巨大胎儿出生死亡率和患病率与生长迟缓相似，较正常胎儿为高。

☆ ★ ☆ ☆

巨大胎儿常见病因：糖尿病、营养、遗传、环境等因素。

（1）糖尿病：孕期糖尿病孕妇巨大胎儿的发生率为26%。

（2）营养与孕妇体重：孕妇孕前体重指数BMI ≥ 30kg/m² 增加巨大胎儿风险。近年来，营养过度导致的巨大胎儿有进一步增加的趋势。

（3）遗传因素：不同身高、民族，巨大儿的发生率不同。

（4）其他：环境因素、过期妊娠和羊水过多等。

【超声诊断】

目前仍无准确预测胎儿体重的有效方法，常在出生后诊断。产前通过超声预测体重，如果超过正常值标准 90% 上限，可确定为巨大胎儿。发现疑似巨大胎儿时，首先要核对孕周，系列胎儿生长超声监测生长速度，胎儿畸形筛查，同时给予胎儿多普勒血流监护，胎儿生物物理评分等宫内监护。

1. 核对孕周：通过早孕期 CRL 确定孕周。低估 CRL 测值可导致孕龄低估，会增加胎儿生长过快的假阳性率。

2. 孕期糖尿病胎儿畸形发病率明显高于正常妊娠，中枢神经系统和心血管系统畸形最常见。中枢神经系统常见畸形有：脑积水、前脑无裂畸形、脑脊膜膨出和脊柱裂等。心血管系统常见异常有心肌肥厚、室间隔缺损、法洛四联症、右心室双出口等。糖尿病孕妇胎儿的心肌肥厚以不对称室间隔肥厚为特征，产后可逐渐消退，应注意与胎儿肥厚型心肌病相鉴别。消化系统常见异常是肛门闭锁和直肠闭锁，泌尿系统以多囊肾和肾发育不全多见，骨骼系统会出现尾部退化（caudal regression）综合征等畸形。

3. 胎儿系列生长超声表现为渐进性胎儿生长速度加快，羊水过多时应除外有无妊娠期糖尿病。双顶径 > 10cm，股骨长 > 8cm，腹围 > 33cm 发生巨大胎儿概率增加。近年来，有学者测量股骨皮下组织厚度（FSTT）和三维超声的容积测量来预测胎儿体重（EFW）。但无论采用哪种方法，EFW 都与胎儿出生后的体重存在不同程度的差异。

4. 孕期糖尿病和糖尿病合并妊娠是母胎血流监护的指征。重点监测胎盘微血管病变对胎盘功能的影响，尤其对心肌肥厚的病例可缩短监护间隔，避免胎死宫内的发生。

【临床处理及预后】

巨大胎儿可增加孕妇的难产率、剖宫产率、产后出血及感染等。阴道分娩胎儿可因手术助产引起新生儿颅内出血、锁骨骨折、臂丛神经损伤及麻痹、新生儿窒息甚至死亡。临床处理重点在于定期孕检及营养指导，须检查有无糖尿病及糖耐量有无异常，积极控制血糖。

第三节　母胎血流监护

母胎血流监护中，最重要的部分之一为胎儿多普勒监护，胎儿多普勒的产前监护是临床产科不可缺少的检查手段，也是目前很多医院的常规产科检查项目，通过多普勒监测，对胎盘功能不全所导致的胎儿缺氧及 FGR 有重要意义。

一、胎儿生长发育的血液循环结构及特点

胎儿正常生长依赖于正常的子宫—胎盘循环、胎儿—胎盘循环和胎儿自身循环。可以

结合第 4 章第二节相关内容详细了解。

绒毛滋养细胞层形成的胎盘是母胎物质交换最主要的部位。当胚胎的丛密绒毛膜形成后，绒毛就伸入基蜕膜深部，被侵蚀破坏的基蜕膜形成绒毛间隙。孕 10 周左右，子宫终末端的螺旋动脉尚未达此间隙，此时子宫基本动脉保持未妊娠时的高阻力状态。随着妊娠的进展，螺旋动脉逐渐开放至绒毛间隙，并将含氧量高并富含营养物质的母血送至此间隙，间隙内充满母体的血液，绒毛则浸浴在蜕膜的血池之中，与胎儿血进行物质交换。孕 16 周时，微绒毛与胎儿间仅间隔 4μm，被动扩散阻力小。营养物质的运输通过主动运输机制的调控及增加绒毛面积来提高其能力及效率，胎盘血管同样也能增加母胎间的循环。绒毛滋养细胞侵入子宫螺旋动脉导致螺旋动脉血管平滑肌弹性丧失，同时胎儿面逐步形成绒毛血管分支。这导致子宫与脐血管间的血流阻力明显降低，使胎盘与子宫循环变成高容低阻的血管床。

脐带连接胎盘和胎儿，是胎儿—胎盘循环的通道。脐动脉在脐带根部呈放射状发出若干分支进入绒毛膜板，随后又分支成绒毛动脉，分布在各级绒毛中，形成绒毛内的毛细血管，最后汇集成脐静脉。同时发育与成熟的胎儿循环是胎儿营养物质和废物运送的管道。原始绒毛循环内富含营养及养分的血液通过脐静脉进入胎儿体内，静脉导管是最先分流的血管，通过调节静脉导管分流，脐静脉血流分布到肝和心脏的比例随着孕周的增加而变化。不同方向和速度的血流进入右心房后可确保营养丰富的血液供应左心室、心肌和大脑，而低营养的静脉血回到胎盘进行物质交换。

胎盘三级绒毛血管分支发育不良时，胎盘血管阻力增加、脐血管阻力升高，出现胎儿—胎盘循环障碍，这种胎盘功能不足使进入胎盘绒毛血氧交换的胎儿血流量减少，可导致胎儿生长受限、羊水过少和缺氧。

胎儿持续缺氧可诱发心、脑保护效应，使胎儿自身循环血流重新分布形成了缺氧的代偿期，此时血液优先向心、脑、肾上腺等重要器官供血，其他器官血流减少。肝血流减少可出现腹围比头围明显减小，下肢血流减少可出现股骨发育小于正常孕周。慢性缺氧进一步加重可引起缺氧失代偿的表现，脐动脉舒张期血流消失、反向；大脑中动脉血流阻力进一步下降，扩张的血管增加了经上腔静脉回流右心房血液流量，加重胎儿心功能的受损，中心静脉压、静脉导管和脐静脉压力升高，脑保护效应消失，出现胎儿右心衰竭。因此慢性缺氧诱发的胎儿自身循环障碍时序性变化可表现为：缺氧代偿期—缺氧失代偿期—心力衰竭。

在不同病理情况下，子宫—胎盘循环、胎儿—胎盘循环和胎儿自身循环的血流动力学变化不同，母胎三循环间的相互影响使母胎多普勒频谱呈时序性变化。临床工作中，母体疾病往往呈现病情进展和治疗个体化趋势，因此母胎血流监护结果也会受此影响，并随着治疗的进展发生变化。

二、胎儿多普勒监护

【检查要求】

1. 超声多普勒方向与血流方向一致，夹角应小于 30°，最好为 0°，避免角度造成的影响。

2. 在孕妇平稳状态和胎儿处于静息状态下进行。测量时胎儿静止、无呼吸运动时测量，避免运动、呼吸对多普勒频谱的影响。

3. 各血管的血流频谱随着孕周增加不断变化，需要根据不同孕周选择不同参考值。

【检查参数】

常见的产科多普勒指标包括：收缩期与舒张期血流速度比值（S/D）、阻力指数（RI）、搏动指数（PI）、收缩期最大峰值流速。

前 3 个参数监护意义相同，都随着血管前向阻力增加而升高，但不同多普勒指标对同一频谱反映的信息不同，PI 更能代表一个多普勒频谱的整体情况。例如两个频谱的 S 值和 D 值相同，频谱宽窄面积不同，得到的 S/D、RI 相同，而 PI 不同。

上述各参数一般以 PI 为最佳，但临床上由于 PI 测量相对繁琐，因此，RI 和 S/D 比值也常用。舒张末期血流消失时 S/D 比值与 RI 无法换算时，常用 PI；用大脑中动脉评估胎儿贫血时使用收缩期最大峰值流速评估。

【多普勒频谱采集和分析】

1. 子宫动脉（UtA）　发自髂内动脉，其终末端为螺旋动脉，随着妊娠的发展，螺旋动脉被滋养细胞浸润，逐渐开放到绒毛间隙，使得子宫动脉阻力逐渐降低。

（1）测量标准：取样容积置于子宫动脉主干，即髂内动脉分支跨过髂外血管上方的子宫动脉处（图 5-3-1），要求测量双侧子宫动脉的搏动指数，取平均值。

（2）正常血流图像特征：未妊娠时，子宫动脉是高阻血流（图 5-3-2），收缩期峰值流速高，舒张早期有很深的切迹，舒张末期的血流速度很低。正常妊娠且胎盘发育良好时，子宫动脉的 PI 值随着孕周的增加而逐渐降低（图 5-3-3）。大多数孕妇于孕 24 周后，舒张期切迹消失。

（3）异常血流图像特征和临床意义：孕晚期任何时候出现子宫动脉舒张早期切迹和（或）PI 及 RI 增高（大于第 95 百分位）为异常（图 5-3-4），均提示胎盘循环血流阻力增高，发生子痫前期和 FGR 风险增高。

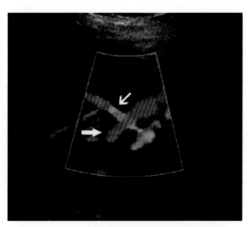

图 5-3-1　子宫动脉血流频谱测量位置

细箭头所指位置（子宫动脉主干）为测量部位，粗箭头所指为髂外动脉

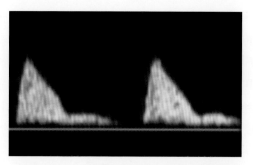

图 5-3-2 未妊娠时子宫动脉血流频谱

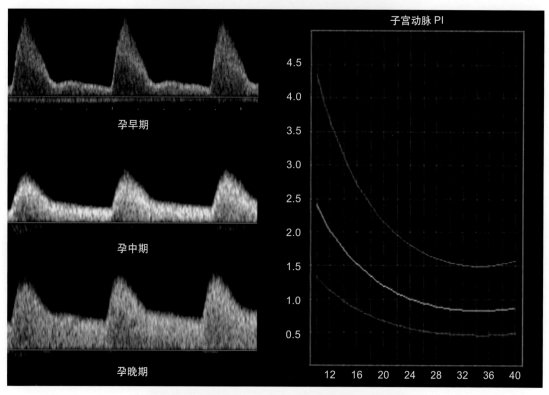

图 5-3-3 不同孕周正常子宫动脉血流频谱及 PI 正常曲线

目前有大量利用子宫动脉多普勒的测量来预测先兆子痫和 FGR 发生率的临床研究。这些研究包括孕早期和孕中期子宫动脉多普勒测量分别预测先兆子痫和 FGR 的发生率。孕早期利用子宫动脉多普勒测量对先兆子痫和 FGR 发生率的预测的敏感度很低；对于早发型先兆子痫和早发型 FGR，其敏感度分别仅有 47.8% 和 39.2%。因此，单纯的孕早期利用子宫动脉多普勒的测量来预测先兆子痫和 FGR 发生率的敏感度很低，临床应用有限。相比孕早期的低敏感度，孕中期利用子宫动脉多普勒测量来预测先兆子痫和 FGR 发生率的敏感度更好。在高风险人群中，孕中期子宫动脉阻力指数的预测敏感度可以高达 80%；在低风险人群中，孕中期子宫动脉搏动指数的预测敏感度可以达到 78%。

如果孕早期子宫动脉多普勒测量预测有发生先兆子痫和 FGR 的可能，给予低剂量的阿司匹林可以预防不良结局的发生。因此，虽然孕早期子宫动脉多普勒测量预测子痫前期

☆　☆☆　☆

和 FGR 的敏感度不高，但由于有临床治疗手段而变得有意义；而孕中期子宫动脉多普勒测量虽然对子痫前期和 FGR 的发生有较高的预测敏感度，但由于临床并没有有效的处理措施来改善妊娠结局，所以临床意义并不大。

无论孕早期还是孕中期，目前仍然不推荐常规测量子宫动脉多普勒频谱。但孕早期子宫动脉多普勒测量在联合血清标志物检测（如 PAPPa 和 AFP）、妊娠病史及平均动脉压时，能显著提高预测的敏感度，有效的预测出先兆子痫和 FGR 的发生，从而在临床上用低剂量阿司匹林来改善妊娠结局。

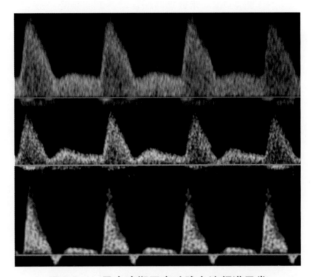

图 5-3-4　孕中晚期子宫动脉血流频谱异常

上图 . 子宫动脉舒张早期切迹；中图 . 子宫动脉舒张早期切迹加深、PI 及 RI 增高；下图 . 子宫动脉舒张早期血流反向，PI、RI 进一步增高

2. 脐动脉（UA）

（1）测量标准：取样容积置于脐动脉的游离段（图 5-3-5）。

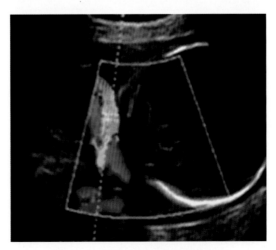

图 5-3-5　脐动脉血流频谱测量位置

（2）正常血流图像特征：孕早期脐动脉舒张期血流缺失，在早孕晚期开始出现舒张期血流，随着妊娠的进展，脐动脉的 PI、RI 不断下降（图 5-3-6，图 5-3-7）。

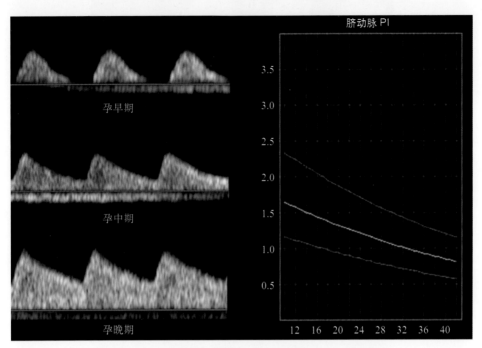

图 5-3-6　不同孕周正常脐动脉血流频谱及 PI 正常范围

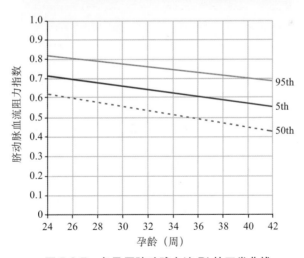

图 5-3-7　各孕周脐动脉血流 RI 的正常曲线

引自 James DK, et al. High Risk Pregnancy: Management Options, 3rd edition.

（3）异常血流图像特征和临床意义：正常情况下脐动脉舒张期的血流非常丰富，当出现异常情况如缺氧时，脐动脉血流的阻力逐渐升高，舒张期血流逐渐降低，直至最后舒张期血流消失甚至反向（图 5-3-8）。舒张期末期血流消失或反向是胎儿—胎盘循环严重不足的特征性频谱改变，提示胎儿宫内缺氧严重，处于或接近缺氧的失代偿阶段。

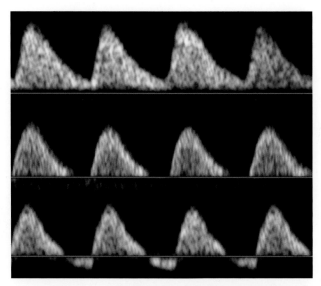

图 5-3-8　中晚孕期异常的脐动脉血流频谱

上图 . 脐动脉舒张期流速减低；中图 . 脐动脉舒张期血流频谱消失；下图 . 脐动脉舒张期血流反向

3. 静脉导管（DV）

（1）测量标准：首先应正确找到静脉导管，可使用彩色多普勒寻找及判断（图 5-3-9）。

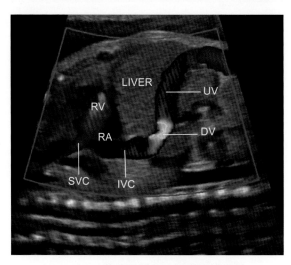

图 5-3-9　静脉导管血流频谱测量位置

UV. 脐静脉；DV. 静脉导管；IVC. 下腔静脉；SVC. 上腔静脉；RV. 右心室；RA. 右心房；LIVER. 肝

（2）正常血流图像特征：正常胎儿静脉导管频谱为典型三相波：心室收缩波（S 波）、心室舒张波（D 波）和心房收缩波（a 波）。三个波的峰值流速均随孕周增长而升高（表5-3-1），PI 值则随孕周增长而降低（图 5-3-10）。

（3）异常血流图像特征和临床意义：静脉导管直接通过下腔静脉连入右心房，所以静脉导管波形的变化直接反映胎儿心脏功能变化。静脉导管的波形中最重要的是 a 波，随着胎儿心脏功能的恶化，a 逐渐降低，最后消失甚至反向；一旦出现 a 波消失甚至反向，则意味着胎儿的心脏功能恶化进入失代偿期（图 5-3-11），有研究数据显示 a 波消失或反向提示新生儿 pH < 7.2 的敏感度为 65%，特异度高达 95%。

　　静脉导管测量的临床意义在于决定早发型 FGR 胎儿分娩的时间。孕 32 周前脐动脉出现舒张末期血流消失或反向，同时伴有静脉导管 a 波异常应考虑终止妊娠。有学者总结了 18 个针对 2267 例中晚孕期胎盘功能不足的高风险孕妇的研究，结果表明静脉导管多普勒测量可以明显的改善新生儿的预后。

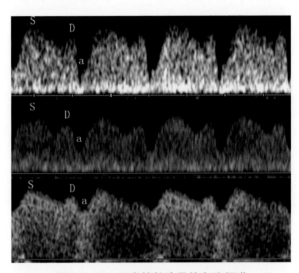

图 5-3-10　正常的静脉导管血流频谱

上图 . 中孕早期静脉导管血流频谱；中图 . 孕中期静脉导管血流频谱；下图 . 孕晚期静脉导管血流频谱

表 5-3-1　不同孕周正常静脉导管频谱参数参考值

孕周	S		SD		D	
	Mean[a]	90%-Interval	Mean[a]	90%-Interval	Mean[a]	90%-Interval
14	48.000	(31.478 ~ 65.432)	35.479	(23.000 ~ 50.114)	41.742	(26.453 ~ 57.326)
15	49.458	(32.757 ~ 67.080)	37.832	(25.190 ~ 52.658)	42.737	(27.286 ~ 58.486)
16	51.504	(34.623 ~ 69.315)	39.169	(26.364 ~ 54.185)	44.526	(28.914 ~ 60.440)
17	53.730	(36.669 ~ 71.730)	40.154	(27.187 ~ 55.362)	46.700	(30.925 ~ 62.779)
18	55.904	(38.663 ~ 74.093)	40.955	(27.825 ~ 56.353)	48.928	(32.991 ~ 65.172)
19	57.894	(40.474 ~ 76.273)	41.640	(28.347 ~ 57.229)	50.994	(34.895 ~ 67.402)
20	59.636	(42.037 ~ 78.205)	42.245	(28.789 ~ 58.025)	52.780	(36.519 ~ 69.353)
21	61.108	(42.717 ~ 79.866)	42.792	(29.174 ~ 58.762)	54.242	(37.819 ~ 70.981)
22	62.313	(44.354 ~ 81.260)	43.295	(29.514 ~ 59.456)	55.385	(38.801 ~ 72.289)
23	63.272	(45.134 ~ 82.409)	43.763	(29.819 ~ 60.115)	56.243	(39.497 ~ 73.312)
24	64.016	(45.698 ~ 83.342)	44.204	(30.097 ~ 60.747)	56.862	(39.953 ~ 74.096)
25	64.577	(46.080 ~ 84.093)	44.622	(30.353 ~ 61.356)	57.291	(40.221 ~ 74.690)

续表

孕周	S		SD		D	
	Mean[a]	90%-Interval	Mean[a]	90%-Interval	Mean[a]	90%-Interval
26	64.990	(46.312 ～ 84.695)	45.022	(30.591 ～ 61.947)	57.578	(40.346 ～ 75.142)
27	65.284	(46.427 ～ 85.178)	45.408	(30.814 ～ 62.524)	57.762	(40.368 ～ 75.491)
28	65.488	(46.451 ～ 85.572)	45.782	(31.025 ～ 63.088)	57.875	(40.319 ～ 75.769)
29	65.624	(46.407 ～ 85.897)	46.146	(31.226 ～ 63.643)	57.941	(40.223 ～ 76.000)
30	65.712	(46.316 ～ 86.175)	46.503	(31.421 ～ 64.191)	57.978	(40.098 ～ 76.202)
31	65.766	(46.191 ～ 86.418)	46.855	(31.610 ～ 64.734)	57.997	(39.995 ～ 76.386)
32	65.798	(46.043 ～ 86.640)	47.204	(31.796 ～ 65.273)	58.006	(39.803 ～ 76.561)
33	65.816	(45.881 ～ 86.847)	47.551	(31.981 ～ 65.812)	58.011	(39.645 ～ 76.730)
34	65.825	(45.711 ～ 87.045)	49.900	(32.166 ～ 66.351)	58.012	(39.485 ～ 76.897)
35	65.829	(45.536 ～ 87.239)	48.251	(32.355 ～ 66.893)	58.013	(39.324 ～ 77.063)
36	65.831	(45.358 ～ 87.431)	48.609	(32.550 ～ 67.442)	58.013	(39.162 ～ 77.228)
37	65.832	(45.179 ～ 87.621)	48.976	(32.755 ～ 68.000)	58.013	(39.000 ～ 77.393)
38	65.932	(45.000 ～ 87.810)	49.359	(32.978 ～ 68.573)	58.013	(38.838 ～ 77.558)
39	65.832	(44.820 ～ 88.000)	49.764	(33.217 ～ 69.170)	58.013	(38.676 ～ 77.723)
40	65.832	(44.641 ～ 88.189)	50.206	(33.496 ～ 69.802)	58.013	(38.514 ～ 77.888)
41	65.832	(44.461 ～ 88.379)	50.711	(33.839 ～ 70.498)	58.013	(38.352 ～ 78.053)

孕周	a		V_{mean}	
	Mean[a]	90%-Interval	Mean[a]	90%-Interval
14	11.165	(1.872 ～ 21.571)	18.722	(30.025 ～ 41.737)
15	13.753	(4.189 ～ 24.462)	21.398	(32.826 ～ 44.669)
16	16.274	(6.438 ～ 27.286)	23.566	(35.120 ～ 47.093)
17	18.637	(8.530 ～ 29.953)	25.398	(37.078 ～ 49.181)
18	20.815	(10.437 ～ 32.434)	26.965	(38.771 ～ 51.004)
19	22.799	(12.150 ～ 34.721)	28.311	(40.241 ～ 52.604)
20	24.589	(13.669 ～ 36.815)	29.464	(41.521 ～ 54.014)
21	26.191	(15.000 ～ 38.720)	30.450	(42.632 ～ 55.255)
22	27.612	(16.151 ～ 40.445)	31.287	(43.595 ～ 56.348)
23	28.864	(17.131 ～ 42.000)	31.993	(44.426 ～ 57.309)
24	29.956	(17.952 ～ 43.395)	32.581	(45.140 ～ 58.153)
25	30.900	(18.625 ～ 44.643)	33.065	(45.749 ～ 58.893)
26	31.709	(19.163 ～ 45.756)	33.456	(46.266 ～ 59.539)
27	32.394	(19.578 ～ 46.745)	33.764	(46.700 ～ 60.103)

续表

孕周	a		V_{mean}	
	Mean[a]	90%-Interval	Mean[a]	90%-Interval
28	32.968	(19.880 ～ 47.622)	34.000	(47.061 ～ 60.595)
29	33.443	(20.084 ～ 48.400)	34.172	(47.359 ～ 61.023)
30	33.829	(20.199 ～ 49.089)	34.288	(47.600 ～ 61.394)
31	34.137	(20.236 ～ 79.701)	34.356	(47.794 ～ 61.718)
32	34.379	(20.207 ～ 50.247)	34.382	(47.946 ～ 62.000)
33	34.564	(20.121 ～ 50.735)	34.374	(48.062 ～ 62.247)
34	34.702	(19.988 ～ 51.176)	34.336	(48.150 ～ 62.465)
35	34.800	(19.815 ～ 51.578)	34.273	(48.213 ～ 62.658)
36	34.868	(19.612 ～ 51.949)	34.192	(48.257 ～ 62.832)
37	34.911	(19.384 ～ 52.296)	34.095	(48.286 ～ 62.991)
38	34.937	(19.139 ～ 52.626)	33.987	(48.304 ～ 63.139)
39	34.951	(18.882 ～ 52.943)	33.872	(48.314 ～ 63.279)
40	34.957	(18.617 ～ 53.253)	33.751	(48.318 ～ 63.414)
41	34.959	(18.348 ～ 53.558)	33.627	(48.320 ～ 63.545)

Mean[a]. 峰值速度平均值（a. 使用非线性回归处理后）；90%-Interval. 90% 参考值范围；S. 收缩期峰值流速；D. 舒张期峰值流速；SD. 收缩末期峰值流速；a. 心房收缩期峰值流速；V. 静脉导管平均速度；单位：cm/s

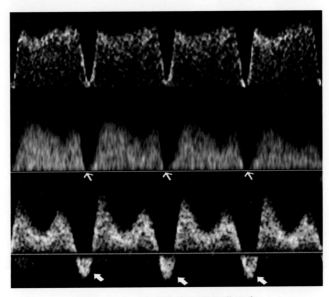

图 5-3-11　静脉导管血流频谱异常

上图 . 静脉导管 a 波减低；中图 . 静脉导管 a 波消失；下图 . 静脉导管 a 波反向

4. 大脑中动脉（MCA）

（1）测量标准：利用彩色多普勒找到大脑中动脉起始的位置（图 5-3-12），调整多普勒与血流方向一致，二者夹角为 0°，在胎儿没有呼吸、没有运动时测量；测量时探头不得压迫胎儿头部。

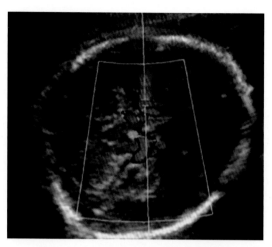

图 5-3-12　大脑中动脉频谱测量位置

（2）正常血流图像特征：大脑中动脉（middle cerebral artery，MCA）是大脑血液供应的主要血管之一。随着孕周增长，大脑中动脉血流速度增高，血流阻力降低（图 5-3-13）。

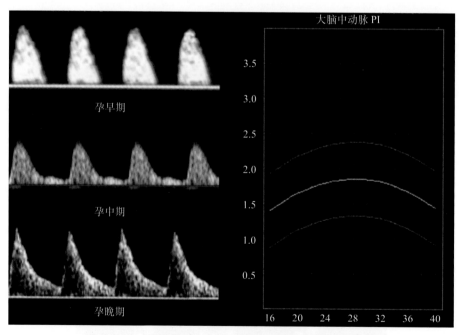

图 5-3-13　不同孕周大脑中动脉血流频谱及 PI 正常曲线

（3）异常血流图像特征和临床意义：在胎儿出现缺氧和贫血时，大脑中动脉血流阻力降低（图 5-3-14），血流速度增加，以保证大脑血液供应，这一现象被称为大脑保护效应（brain sparing effect）。这一生理改变，可以通过多普勒超声来检测到，表现为收缩期峰速及舒张末期血流速度增高，舒张末期血流速度增高更明显，搏动指数（PI）、阻力指数（RI）、

S/D 比值均降低。胎儿贫血时可以观察到峰值流速的增加（图 5-3-15）。

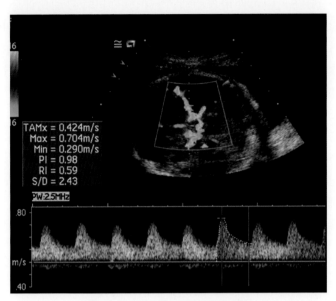

图 5-3-14　异常大脑中动脉频谱

胎儿宫内发育迟缓胎儿，大脑中动脉 PI、RI 降低

胎儿贫血评估

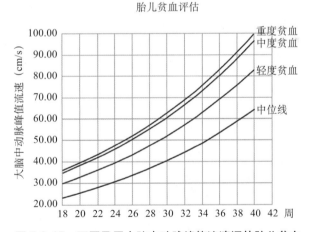

图 5-3-15　不同孕周大脑中动脉峰值流速评估胎儿贫血

引自 G Mari, R L Deter, R L Carpenter, et al. Noninvasive diagnosis by Doppler ultrasonography of fetal anemia due to maternal red-cell alloimmunization. Collaborative Group for Doppler Assessment of the Blood Velocity in Anemic FetusesThe New England journal of medicine, 2000 Jan 06, 342(1):9-14 doi:10.1056/NEJM200001063420102

大脑中动脉的测量只能提示血流进行了再分布而不能决定终止妊娠和分娩的时间，也没有任何双盲实验的研究结果表明大脑中动脉多普勒评估能改善 FGR 胎儿的新生儿期预后。但在评价胎儿贫血时，大脑中动脉频谱多普勒的测量临床意义非常高。这是目前评估胎儿是否贫血最好的方法，优于抽取羊水检测羊水中胆红素的浓度。

☆ ☆ ☆ ☆

三、母胎血流监护评分

母胎血流监护（BFS）中可使用母胎血流监护软件进行自动化评分，评分系统由三部分组成：脐动脉血流分级（BFC）、子宫动脉评分（UAS）和胎盘评分（PLS）。

BFS 通过软件评分评估母体—胎盘—胎儿循环网络血流动力学的生理和病理变化，BFS 计算机辅助诊断系统提供了一个智能化分析平台，推进临床对病理产科识别、监护和处理，还可以观察经过治疗后的高危妊娠母胎循环改善状况。

1. 脐动脉血流分级（BFC）

BFC 0：PI ≤ 2SD。

BFC 1：2SD < PI ≤ 3SD。

BFC 2：PI > 3SD 和存在舒张期血流。

BFC 3A：舒张期末期血流消失。

BFC 3B：舒张期末期血流反向。

2. 子宫动脉评分（UAS）

UAS 0：双侧子宫动脉无切迹且 PI ≤ 2SD。

UAS 1：1 个参数异常（PI > 2SD 或舒张早期切迹）。

UAS 2：2 个参数异常。

UAS 3：3 个参数异常。

UAS 4：4 个参数异常（PI > 2SD 和双侧舒张早期切迹）。

3. 胎盘评分（PLS）

PLS = BFC + UAS（0 − 7）。

PLS 分值越高，胎儿不良预后发生率越高，利用该法评估胎儿预后比单用脐动脉或子宫动脉效果更好。

第 6 章

胎盘、脐带与羊水异常

胎盘是胎儿生长发育最重要的支持器官，结构复杂而又奇妙。它是胎儿进行氧、二氧化碳及营养物质交换的器官，还是多种激素和酶及前列腺素的合成场所。脐带是母体及胎儿气体交换、营养物质供应和代谢产物排出的重要通道。因此任何胎盘、脐带的结构和功能异常均可能影响胎儿的正常生长发育。

超声是检查胎盘、脐带异常最常用的影像学方法，产前超声检查可发现很多胎盘、脐带异常，为临床提供重要的诊断和治疗依据。但仍有一些具有重要临床意义的异常，如胎盘早剥、胎盘植入等，即使是经验丰富、技术熟练的检查者也可能难以明确诊断。本章主要讲述正常胎盘、脐带的胚胎发育、解剖及胎盘、脐带疾病的超声诊断。

第一节　正常胎盘脐带的胚胎发育

一、胎盘的胚胎发育

胎盘是由胎儿的丛密绒毛膜和母体的底蜕膜共同组成的圆盘状结构，绒毛膜由滋养层和胚外中胚层组成。在胚泡植入后，滋养层细胞迅速增生并分化为内层的细胞滋养层和外层的合体滋养层，两层细胞在胚泡表面形成大量绒毛。胚胎发育至 13 ～ 21 周时，为绒毛膜分化最旺盛的时期。绒毛发育先后形成一级绒毛、二级绒毛、三级绒毛。这是形成胎盘的主要结构，此时滋养层和胚外中胚层已发育成完善的绒毛膜。随着妊娠的发展，继续形成许多小绒毛，同时绒毛干末端的细胞滋养层细胞增殖并穿出绒毛干末端伸抵蜕膜组织，将绒毛干固定于蜕膜上。与底蜕膜相接触部位的绒毛因营养丰富，数量逐渐增加，反复分支，形成丛密绒毛膜。

丛密绒毛膜是胎盘的胎儿部分，它与蜕膜一起构成胎盘。绒毛之间有充满血液的间隙，称绒毛间隙。绒毛间隙是在孕第 2 周时，由合体细胞滋养层内的腔隙衍化而来。在滋养层细胞的侵蚀过程中，子宫螺旋动脉和子宫静脉在孕 8 ～ 10 周开始遭到破坏，直接开口于绒毛间隙，故绒毛间隙内充满母体血液。但因为绒毛间隙壁上衬有合体细胞滋养层的细胞，故母体血液并不直接与蜕膜组织相接触，也不与胎儿血液相通。在绒毛侵蚀底蜕膜过程中，固定绒毛的滋养细胞与底蜕膜共同形成蜕膜板或称底板，相邻绒毛间隙之间残留下的楔形的底蜕膜形成胎盘隔，但这种分隔是不完全的，故相邻绒毛间隙中的血液可以相互沟通（图 6-1-1）。胎盘隔把胎盘的胎儿部分隔成 15 ～ 25 个不规则形状的胎盘小叶，每个小叶内都含有 1 ~ 4 干绒毛及其分支。在正常情况下，绒毛只深入到子宫内膜功能层深部，若底蜕膜发育不良时，滋养层细胞可能植入过深甚至进入子宫肌层，造成植入性胎盘。

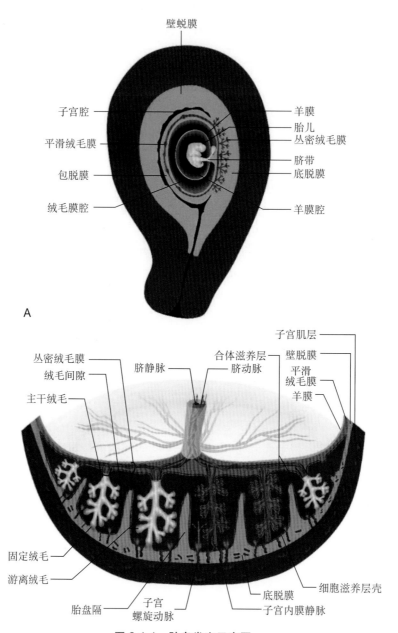

A

B

图 6-1-1 胎盘发育示意图

A. 孕早期胎盘形成示意图，表示妊娠囊种植在蜕膜内，胎盘由来自母体方面的蜕膜和胎儿方面的绒毛两部分组成；B. 成熟胎盘示意图，成熟胎盘内血管极其丰富和具有灌注绒毛树的大量绒毛间隙

二、脐带的胚胎发育

脐带的胚胎发育与羊膜的发生密切相关，当羊膜腔和卵黄囊形成后，由胚泡内细胞群来源的胚体中胚层填充于两腔与胚泡壁的滋养层细胞之间。胚体中胚层胚外体腔的出现，

将胚体外的中胚层分为覆盖于羊膜腔和卵黄囊腔外侧的中胚层及覆盖于绒毛膜内侧的中胚层。胚外中胚层只在羊膜腔的基底侧连接胚和绒毛膜，这就是脐带的雏形。随着羊膜腔的增大，羊膜腔逐渐包围整个胚体。羊膜腔和卵黄囊腔之间的胚也开始弯曲和蜷曲，将卵黄囊分为胚体内部分和胚体外部分。与此同时，从胚尾端的卵黄囊演化出来尿囊结构，后者与胚的膀胱相连。胚体外的卵黄囊和尿囊逐渐被推入脐带，受急速增大的羊膜腔的压迫，雏形脐带及其内部的卵黄囊和尿囊被挤压为条状结构，羊膜覆盖其表面。孕第 3 周时，胚血管开始进入脐带，分布卵黄囊和尿囊。人类脐带血管来源于尿囊动静脉。尿囊动脉和静脉最终演变为脐动、静脉。分布于尿囊的动脉血管有两条，它们来源于胚的髂内动脉，血液经尿囊静脉回流入肝静脉（图 6-1-2）。

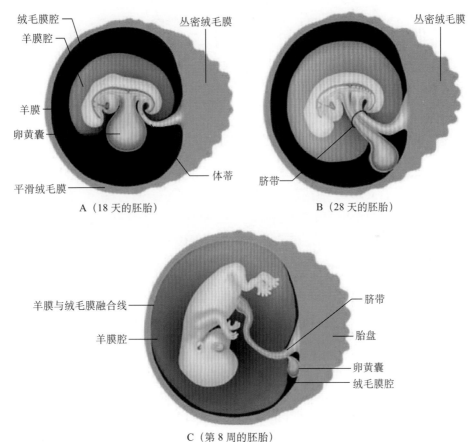

图 6-1-2　脐带发育示意图

第 18 天至第 8 周的胚胎，当胚盘向腹侧卷析时，其背侧羊膜囊也快速生长并向胚胎腹侧包卷，随着羊膜囊不断地扩大将卵黄管、体蒂以及体蒂内的尿囊、尿囊壁上的尿囊动脉、尿囊静脉等挤压在一起并包被成一条圆柱状结构（脐带）

　　覆盖在脐带表面的羊膜与脐带紧密地粘连在一起，不易分开。脐带内包绕脐血管的结缔组织是由胚外中胚层起源的胶冻样组织，称为华通胶，可保护脐血管免于受压迫。

　　在整个孕期中，脐带长度与胎儿长度基本相同，足月胎儿脐带长 40 ～ 60cm。

☆☆☆☆

脐带直径通常小于2cm，脐带外观呈螺旋样，随着妊娠发展，逐渐增加到40个螺旋，且75%呈左向螺旋，有学者认为这种环绕有助于脐带抵抗外力对血管的压迫。也有学者认为脐带之所以形成螺旋样结构，是由于脐血管比脐带长的缘故。

脐带内含有两根脐动脉和一根脐静脉。脐静脉将胎盘中含氧量较高、营养丰富的血液送入胎体；脐动脉将胚胎含氧较低、胎儿代谢产物的混合血注入胎盘与母血进行物质交换。

第二节　正常胎盘脐带的超声观察内容与诊断方法

由于胎盘也是随胚胎生长发育而发育的器官，故其超声声像亦随孕周发展而不同。超声观察的内容应包括胎盘所在位置、大小、数目、内部回声、成熟度、下缘与宫颈内口关系、胎盘脐带插入、胎盘后结构回声以及胎盘内多普勒血流情况等。通常采用经腹部超声检查，对胎盘进行360°的扫描和观察，对胎盘进行全面评价，特别应注意胎盘下缘与宫颈内口关系的评价，在评价胎盘下缘与宫颈内口的关系时，有时须经会阴和经阴道超声检查。

一、正常胎盘实质声像

1. 胎盘的二维超声表现　从孕9周开始，超声即能显示胎盘呈月牙状高回声围绕在孕囊周边（图6-2-1A）。孕12周后胎盘已基本形成（图6-2-1B），超声可显示清楚的胎盘轮廓，胎盘实质呈中等回声，回声细密而均匀，胎盘后方由蜕膜、子宫肌层、子宫血管（主要为子宫静脉）形成的"胎盘后复合体"呈混合回声（图6-2-1C，图6-2-1D）。

2. 胎盘的彩色多普勒超声表现　母体血流能否进入绒毛间隙取决于子宫胎盘动脉和绒毛间隙的压力差，一般而言，胎盘床的螺旋动脉随着妊娠的进展发生微解剖变化，逐渐变为松弛的、扩张的子宫胎盘动脉。

在整个孕期均可用Doppler超声来评估胎盘血流。在孕12～13周时，彩色多普勒血流显像和彩色多普勒能量图均较易显示胎盘内绒毛间血流。在孕16～18周时，彩色多普勒血流显像在其低流速模式下能显示胎盘内小动脉。在孕晚期，彩色多普勒血流显像显示胎盘已是一个血流十分丰富的器官，胎盘后和胎盘内广泛分布的动脉血流均能清晰显示。许多病理情况可表现为胎盘内动脉的多普勒血流速度异常。

3. 胎盘分级　临床上通常用胎盘分级来估计胎盘功能和胎儿成熟情况，胎盘分级主要根据绒毛膜板、胎盘实质、基底膜三个部分的改变进行判断，详见第3章第四节。在20世纪70年代和80年代初对胎盘成熟度和肺成熟的相关性进行了广泛研究，有学者研究认为Ⅲ级胎盘（图6-2-1E）与胎肺成熟存在100%的相关性，但也有研究认为胎盘分级和肺成熟度之间存在较大范围的假阳性（8%～42%）。因此应了解胎盘分级与胎盘功能并非同义，在正常妊娠情况下，孕周、胎儿生长发育和胎盘成熟度三者以平行的速度进展，而在某些病理妊娠，如妊娠高血压综合征、胎儿宫内发育迟缓、妊娠合并糖尿病时，三者不相平行，表现在足月妊娠仍为Ⅰ级胎盘，同样在妊娠末期也仅有20%～25%的胎盘为Ⅲ级胎盘。

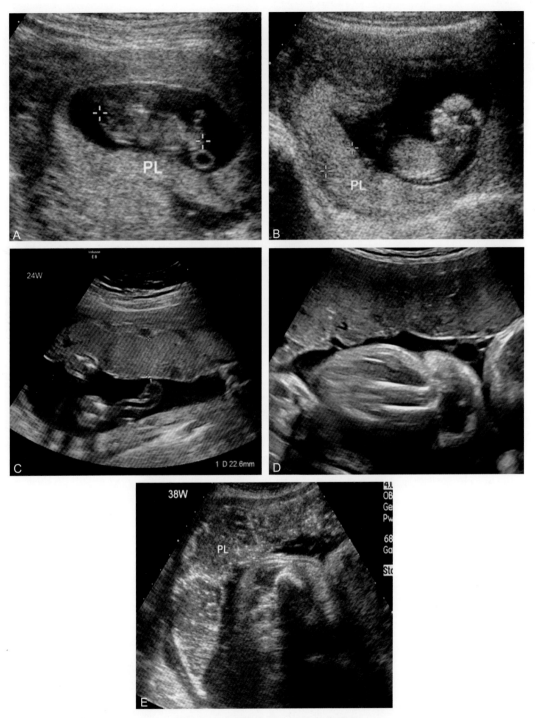

图 6-2-1　不同孕周正常胎盘声像图

A. 孕 9 周，胎盘呈月牙状高回声围绕在孕囊周边；B. 孕 12 周，胎盘轮廓已形成，绒毛膜板平直，实质回声均匀，基底层显示不清；C. 孕 24 周，胎盘随孕周增长而增大增厚（厚约 2.3cm），绒毛膜板线清晰，但仍较平直，实质回声均匀；D. 孕 36 周，胎盘绒毛膜板线更清晰，呈一起伏强回声线，实质可见散在强回声点，基底层可见不连续的强回声点；E. 孕 38 周，胎盘小叶清楚可见，胎盘实质弥漫钙化强回声点；PL. 胎盘

二、胎盘大小与形状

由于胎盘是一个主要的胎儿附属器官，它的大小可间接反映胎儿的健康和大小。正常胎盘厚度约为孕周 ±1.0cm，成熟胎盘通常不超过 4.0cm，但也有例外。在孕中期，胎盘体积被认为是预测胎儿异常的一个精确指标，但是测量方法较复杂，尚未被广泛接受。而测量胎盘厚度较容易，广泛应用于临床。胎盘形状也是产前超声观察的重要内容，正常胎盘呈圆盘状，中间厚，边缘薄，异常形状的胎盘可能引起严重的临床并发症，如副胎盘可能在第三产程不能排出，引起产后出血和感染，必要时须外科切除。膜状胎盘常常与产前出血、前置胎盘、早产有关。

三、胎盘位置

胎盘可附着在子宫壁的任何一处。了解胎盘的位置很重要，尤其在要进行一些侵袭性操作，如取胎血、胎儿血管内输注或羊膜腔穿刺等之前，对胎盘位置更应详细了解。在诊断前置胎盘和血管前置时，明确胎盘边缘与宫颈内口的关系很重要。孕 12 周后，超声可明确 99% 的胎盘位置，但母体肥胖、子宫肌瘤等子宫病变、多胎妊娠的后壁胎盘，则有时难以精确评估胎盘位置。在明确胎盘边缘与宫颈内口的关系时，应在中晚孕期检查，经腹部超声扫查应适度充盈膀胱，经会阴及经阴道扫查是评估胎盘边缘与宫颈内口关系的有效途径。

四、脐带的超声观察内容及方法

1. **脐带结构的观察**　超声于孕 8 周可显示脐带，呈一直而且相当厚的低回声结构，二维超声难以显示其内部血管，彩色多普勒超声有助于显示（图 6-2-2）。整个孕期脐带长度均与胎儿身长基本一致。超声不能精确确定脐带长度，只能通过观察羊水内脐带回声的多少和应用彩色多普勒血流显像来观察，对中孕早期的脐带长度进行粗略估计。总的来说脐带所要观察的内容包括脐带内血管、有无脐带缠绕胎儿颈部、躯干和（或）肢体、脐带螺旋、脐带入口等。对于脐带异常的观察，彩色多普勒血流显像的优越性可得到充分体现。因此疑脐带异常时，尽可能采用彩色多普勒血流显像进行检查。

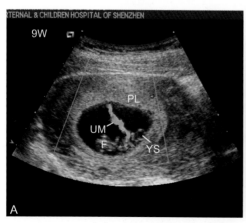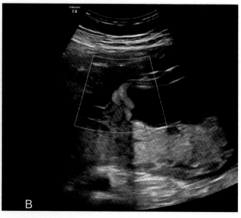

图 6-2-2　脐带彩色多普勒血流声像

A. 9 周脐带；B. 24 周脐带

UM. 脐带；PL. 胎盘；YS. 卵黄囊；F. 胚芽

2. 脐动脉血流动力学评估　在孕中晚期，可用脐动脉的多普勒血流参数来评估脐带胎盘循环。脐动脉的搏动指数（PI）、阻力指数（RI）及收缩期最大血流速度（S）与舒张末期血流速度（D）的比值均是用来反映"顺流"的胎盘血管阻力，正常情况下 S/D、RI、PI 是随孕周增长而降低的，有学者采用公式 $Y=6.18-0.11X$ 评价所测之参数（Y 为 S/D 比值，X 为孕周）。通常孕晚期 S/D 比值低于 2.5，异常的脐动脉多普勒血流参数常与 IUGR、先兆子痫、羊水过少有关，需要新生儿监护。

3. 脐带胎盘入口的观察　在胎盘位置上行系列纵切面及横切面扫查，位于侧壁者还可以行冠状切面扫查寻找胎盘脐带入口，在二维超声检查难以显示脐带胎盘入口的情况下，彩色多普勒血流显像重复上述切面有利于显示脐带胎盘入口。正常情况下，脐带胎盘入口位于胎盘胎儿面，周边可见强回声胎盘实质，距离胎盘边缘 > 2cm。

4. 脐带腹壁入口的观察　在胎儿下腹部横切面上可较好地观察胎儿腹壁脐带入口，同时可以评价脐动脉脐带游离段与腹内段的关系。

第三节　胎盘大小和形状异常的超声诊断

一、胎盘大小异常

胎盘大小异常包括胎盘过小和胎盘过大。

1. 胎盘过小　通常指成熟胎盘厚度小于 2.5cm，也有研究认为胎盘直径 < 10cm 亦为胎盘小。胎盘小与胎盘功能不良有关系。

2. 胎盘过大　通常指成熟胎盘厚度大于 5cm。

二、胎盘形状异常

胎盘形状异常包括副胎盘、膜状胎盘、轮状胎盘、叶状胎盘等。

（一）副胎盘

副胎盘（accessory placenta）是指在离主胎盘的周边一段距离的胎膜内，有一个或数个胎盘小叶发育，副胎盘与主胎盘之间有胎儿来源的血管相连（图 6-3-1），此特点可与双胎中双胎盘或前后壁胎盘相互重叠等相鉴别。

副胎盘的发生率约 3%。

副胎盘较易发生胎盘梗死和帆状脐带附着，胎盘下段的帆状脐带附着和跨过宫颈内口到对侧的副胎盘均可能出现血管前置，在分娩过程中胎先露可能压迫主胎盘与副胎盘相连的血管或引起血管破裂，产生严重的并发症，胎儿失血，围生儿发病率增高。另一种情况是，在分娩时，主胎盘排出后，副胎盘可能残留于子宫腔内，随后，引起严重的产后大出血，因此副

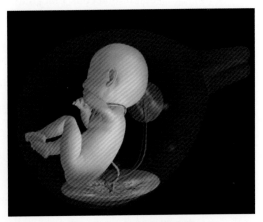

图 6-3-1　副胎盘模式图
注意副胎盘与主胎盘之间有胎膜下血管相连

☆☆☆☆

胎盘的产前诊断有重要临床意义。

【超声特征】

1. 二维超声显示在主胎盘之外有一个或几个与胎盘回声相同的实性团块，360°扫查与主胎盘之间无任何胎盘组织相连（图 6-3-2）。

2. 脐带与主胎盘相连，彩色多普勒血流显像显示此实性团块与主胎盘之间有血管相连接，该血管走行于胎膜下，且血管多普勒频谱提示为胎儿血管。

3. 如果副胎盘与主胎盘分别位于宫颈内口的两侧时，应注意主胎盘与副胎盘间的相连血管是否跨越宫颈内口，确定有无血管前置。

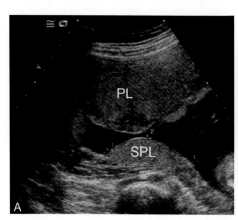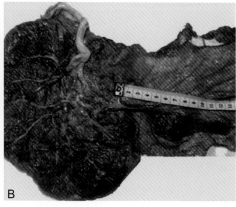

图 6-3-2　副胎盘

A. 产前超声检查示距主胎盘（PL）以外可见副胎盘回声（SPL）；B. 产后胎盘标本，距主胎盘 5cm 外可见一副胎盘，两者之间有血管相连

【临床处理及预后】

不合并血管前置的副胎盘不影响分娩方式，但胎盘娩出后须仔细检查胎盘，以免副胎盘遗留在宫腔而发生产后出血、感染。合并血管前置的副胎盘的临床处理同血管前置。

（二）膜状胎盘

膜状胎盘（membranaceous placenta）是指功能性的绒毛几乎覆盖全部的胎膜，胎盘发育如薄膜状结构，占据整个绒毛膜的周边。大体检查，胎囊的周边几乎均被绒毛组织覆盖，由于胎盘娩出后，胎盘内血液流出，胎盘实质部分异常的薄，仅 1 ～ 2cm。

膜状胎盘的发生率约 1/3000。

膜状胎盘与前置胎盘及胎盘早剥的发生率增加有关。分娩后，胎盘可能不容易分离，似中央性前置胎盘样出血，出血不能得到有效控制时，子宫切除风险增加。

【超声特征】

1. 胎盘覆盖范围极广，占宫腔壁 2/3 以上，超声显示几乎所有子宫壁表面均有胎盘组织覆盖（图 6-3-3）。

2. 产前由于有大量的血液充盈，胎盘异常增厚，内部回声均匀，实时超声下可见血液缓慢流动，尤其在探头加压、放松时可出现血液"翻滚"表现，胎盘实质异常少，有时超声不能显示任何胎盘实质回声。

3. 注意有无前置胎盘声像。

4. 常导致胎儿生长受限、羊水过少等。

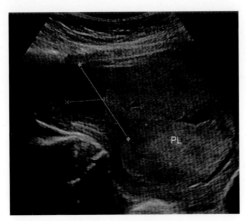

图 6-3-3　膜状胎盘

产前超声检查示胎盘（PL）占宫腔壁 2/3 以上，在旁矢状切面上胎盘覆盖所有宫壁，仅见极少量胎盘实质（＊＊之间）

【临床处理及预后】

膜状胎盘常合并宫内生长发育迟缓，因此产前应该定期超声监测胎儿生长情况，一般 3～4 周超声检查一次。如宫内生长发育迟缓发生于孕 34 周前，应进行胎儿生物物理评分及脐动脉多普勒监测，同时胎心监护。如果发生在近足月，应积极建议终止妊娠。

膜状胎盘易发生前置胎盘，引起严重出血。

（三）轮状胎盘

轮状胎盘（circumvallate）是指胎盘绒毛膜板外缘不位于胎盘边缘，而是位于胎盘胎儿面距离胎盘边缘一定距离，并在该处形成突向羊膜腔的膜状突起（图 6-3-4）。

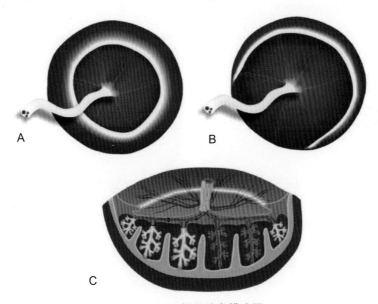

图 6-3-4　轮状胎盘模式图

A. 完全型轮状胎盘；B. 部分型轮状胎盘；C. 轮状胎盘的胎盘剖面图

轮状胎盘的发生率 1.0% ～ 8.0%。

卷起增厚的羊膜绒毛组织常合并胎盘出血和梗死。轮状胎盘分为完全型（形成完整的胎盘组织环）与部分型（形成不完整的胎盘组织环）两类。

【超声特征】

（1）轮状胎盘的特征性声像改变为胎盘边缘胎儿面可见呈环状或片状回声突向羊膜腔（图 6-3-5，图 6-3-6），内部回声与胎盘实质回声相似，有出血或梗死者，内部可出现无回声或低回声区。

（2）探头对胎盘做放射状扫查，即对胎盘边缘做 360° 扫查观察，有利于评估轮状胎盘的程度。有些情况下，如后壁胎盘，由于胎体的影响，可能不能显示而漏诊。

（3）轮状胎盘的产前超声诊断符合率较低，有研究报道利用 12 个切面（切面与切面间相隔 30°）对胎盘边缘进行时钟式扫查，诊断者的 ROC 曲线下面积也只有 0.39 ～ 0.58。

（4）胎盘三维超声表面成像能更直观地显示胎盘边缘呈环状向羊膜腔突出（图 6-3-6B）。

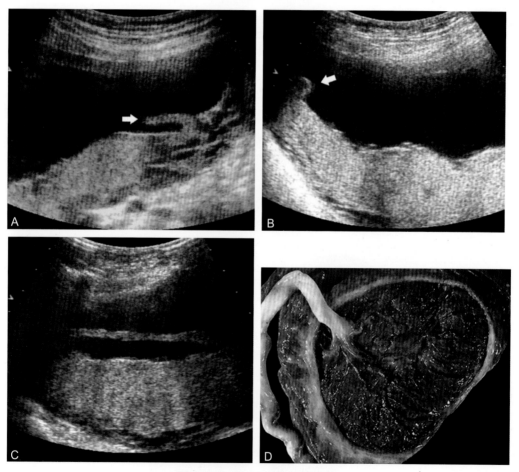

图 6-3-5　孕 24 周的轮状胎盘

产前超声显示胎盘绒毛膜板及基底板的汇合点不在胎盘边缘，而是在胎盘边缘形成片状突起突向羊膜腔（箭头）（A、B）；探头声束平面向胎盘边缘平移时，胎盘边缘的片状突起相连在一起，呈一条带状回声（C）；轮状胎盘标本照片（D）

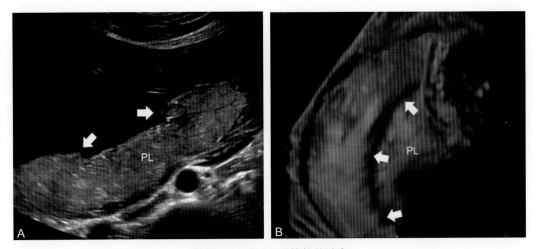

图 6-3-6　孕 23 周的轮状胎盘

A. 产前超声显示胎盘绒毛膜板及基底板的汇合点不在胎盘边缘，而是向心性地移动至距离胎盘（PL）边缘一定距离的胎儿面，并在该处形成较厚片状突起突向羊膜腔（箭头）；B. 胎盘三维超声表面成像显示胎盘边缘呈较厚的环状结构向羊膜腔突出

（5）需与宫腔内粘连带、羊膜带、纵隔子宫相鉴别。宫腔内粘连带一般有宫腔内手术史及宫腔内感染史，二维声像图上可见带状回声连接于子宫前后壁或左右壁，可不与胎盘相连，也不与胎儿结构相连（图 6-3-7A），早孕期或中孕早期 CDFI 检查带状回声内可见血流信号。羊膜带常为多个带状回声，且与胎儿结构相连，常引起胎儿结构缺陷。纵隔子宫，常为不全纵隔子宫，二维声像图上可见带状低回声自宫底向宫腔中部延伸，且带状回声与子宫肌层相连续，越近宫底越厚，越近宫腔越薄，在宫底将宫腔分为左右各一，胎盘可贴附其上，也可不附其上。

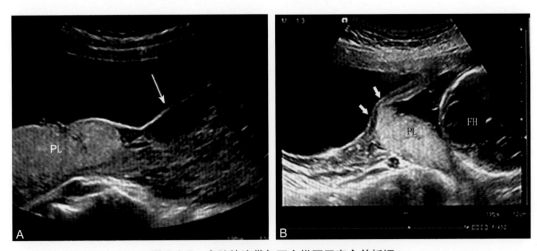

图 6-3-7　宫腔粘连带与不全纵隔子宫合并妊娠

A. 宫腔粘连带，产前超声显示宫腔内一强回声带（箭头）连于胎盘边缘与宫壁；B. 不全纵隔子宫合并妊娠，自宫底突向宫腔内的较厚低回声带（箭头），该带状结构与宫底部子宫肌层相延续，将宫底部宫腔分隔成左右两个腔，胎头（FH）主要位于左侧宫腔，胎盘（PL）主要附着于左侧宫壁，部分附着于纵隔上，左右宫腔在带状分隔下方相通

☆ ☆ ☆ ☆

【临床处理及预后】

部分型轮状胎盘不引起任何胎儿异常，完全型轮状胎盘与胎盘早剥、早产、IUGR、围生儿死亡率增高有关。

（四）叶状胎盘

叶状胎盘（lobed placenta）是由于受精卵着床后底蜕膜血管分布不均，呈局灶状分布，部分供应不足，只有血供丰富部位的底蜕膜才有叶状绒毛生长，而乏血供区绒毛萎缩，从而使胎盘形态呈多叶状。其他引起叶状胎盘的原因还有受精卵着床于有平滑肌瘤的部位或有手术瘢痕的部位或子宫角部或子宫下段宫颈内口处等。

叶状胎盘以双叶为多见，发生率为 2% ～ 8%。双叶胎盘（bilobed placneta）两叶几乎等大，两叶胎盘被胎膜分开一段距离（图 6-3-8），脐带入口可位于其中一叶或帆状附着位于两叶间的胎膜上，其中以帆状附着于两叶间的胎膜上为多见。叶状胎盘常合并血管前置。

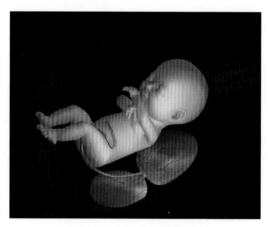

图 6-3-8　双叶胎盘模式图

【超声特征】

双叶胎盘二维声像图上可见两个胎盘回声，两者几乎等大，脐带胎盘入口位于两叶之间或位于胎盘某一叶上，彩色多普勒血流显像有利于寻找脐带入口及发现胎膜下血管，频谱多普勒可鉴别胎膜下血管是否为胎儿血管。

发现双叶胎盘时，需警惕血管前置的发生，应详细检查子宫颈内口。

【临床处理及预后】

合并血管前置的叶状胎盘临床处理同血管前置。不合并血管前置的叶状胎盘不影响分娩方式，但应特别注意胎盘娩出后须详细检查胎盘，以免造成胎盘滞留而发生产后出血、感染。

☆ ☆ ☆ ☆

第四节　胎盘实质异常、胎盘前置、血管前置、胎盘植入、胎盘早剥

一、胎盘钙化

胎盘钙化表现为胎盘实质内强回声点，它是进行胎盘分级判断胎盘成熟度的一个指标。通常认为胎盘内出现钙化强回声，提示胎盘已经成熟，但也有很多钙化胎盘并未增加胎儿、母体发病的危险（图 6-4-1）。

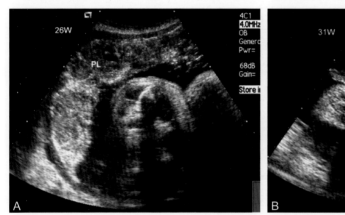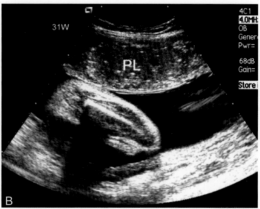

图 6-4-1　胎盘钙化

A. 孕 26 周胎儿，ABO 血型不合，胎盘（PL）内散在钙化强回声点，足月顺产一正常胎儿；B. 孕 31 周胎儿，胎盘内广泛钙化，并出现胎盘小叶，足月顺产一正常胎儿

二、局部无回声、低回声病灶

孕 25 周后，超声显示胎盘内局灶性囊性或无回声区很常见。多种病理改变均表现为无回声，如绒毛膜下纤维蛋白沉积、绒毛周围纤维蛋白、母体血流受阻、胎盘梗死、胎儿动脉血栓、巨大绒毛膜下血栓、胎盘后血肿、绒毛下或边缘血肿、绒毛间血栓、蜕膜间隔囊肿等，超声不能根据其内部回声特征区别，根据病灶所在部位、形态特征有一定帮助（图 6-4-2）。由于其病理改变不同，临床意义也不同。一般而言仅广泛的绒毛周围纤维蛋白沉积、母体血流受阻、大的胎盘后血肿才可能有重要临床意义。邻近蜕膜的较大无回声灶，也值得关注，因为它可能是母体或胎儿血流紊乱所形成的病灶或血栓形成或血肿等。

因母体血流梗阻的病灶超声上通常不能显示，除非并发出血，且范围较广泛，累及胎盘 30% ～ 40%，影响胎盘功能时才能显示。然而，如果很明显（直径大于 2 ～ 3cm）或多个（5 个以上）的胎盘内无回声灶可能与 Rh 血型不合或母体血清 AFP 升高有关。

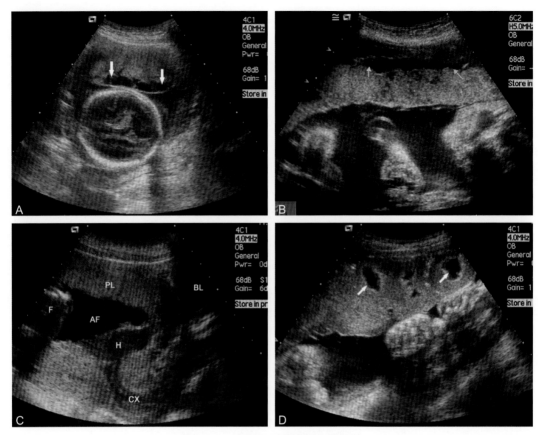

图 6-4-2　胎盘无回声或低回声病灶

A. 胎盘绒毛膜下纤维蛋白沉积（箭头），无回声区位于胎盘绒毛膜下；B. 基底板纤维蛋白沉积（箭头），无回声区位于胎盘基底部；C. 绒毛膜下或边缘血肿，低回声或无回声病灶位于胎盘边缘部及绒毛膜下；D. 绒毛间血栓（箭头）无回声灶位于胎盘内部绒毛间，无回声周边的强回声环为受挤压的绒毛

AF. 羊水；PL. 胎盘；F. 胎儿；BL. 膀胱；CX. 宫颈；H. 血肿

三、胎盘肿瘤

（一）胎盘血管瘤

　　胎盘血管瘤（placental hemangioma）亦称绒毛膜血管瘤，是一种原发性良性非滋养层肿瘤，较少见。病理检查发现肿瘤多生长在胎盘表面，较少生长在胎盘实质内。肿瘤大小不一，小者产前容易漏诊，亦无并发症。大者（通常指肿瘤直径＞5cm）可产生一些母儿并发症，而且血管瘤越大，越接近脐带胎盘入口处，其产生并发症的危险性越大。常见并发症为羊水过多、妊娠高血压综合征、低体重儿、早产，其他少见的胎儿并发症有胎儿非免疫性水肿、胎儿宫内窘迫、死胎。也有胎盘血管瘤合并先兆子痫、产前母体血清 AFP 升高的报道。

【超声特征】

　　1. 肿瘤为边界清楚的圆形或类圆形肿块(图6-4-3)，位置常邻近脐带入口,靠绒毛膜表面,内部回声以低回声或蜂窝状无回声较多见,强回声较少见,后者可能与肿瘤内部既往发生过出血、梗死、纤维化等病理变化有关。

2. 肿块较大者常合并羊水过多及胎儿宫内发育迟缓。

3. 注意观察有无胎儿其他并发症，如胎儿水肿、胎儿宫内窘迫。彩色多普勒超声测量脐动脉血流各参数对评价有无胎儿宫内窘迫很有用。

4. 肿瘤内部血流较丰富，彩色多普勒可显示肿瘤内有高速或低速血流。注意与血肿、绒毛膜下纤维蛋白沉积、部分性葡萄胎、肌瘤变性及胎盘畸胎瘤等相鉴别。

5. 如果肿块直径接近 5cm，即使无母胎并发症的有关异常超声表现，也应行系列超声检查追踪观察，一般 2～3 周复查 1 次。

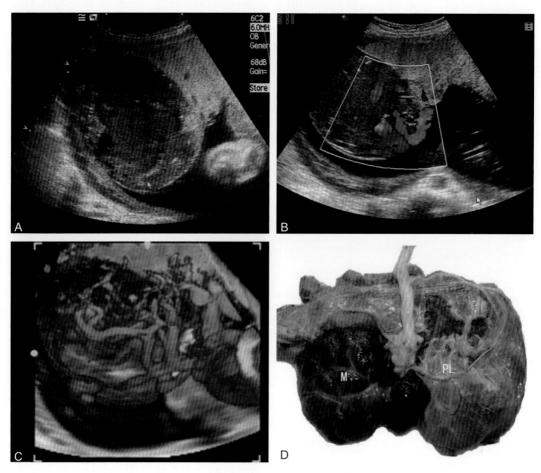

图 6-4-3　胎盘血管瘤

A. 产前超声检查示胎盘实质内可见一边界清楚的圆形肿块，并向羊膜腔突出，内部回声不均，以低回声为主；B. CDFI 检查该肿块内血流信号较正常胎盘组织丰富；C. 三维超声血管能量成像示肿块内血管分布明显增多、密集；D. 胎儿出现明显心力衰竭、水肿，产后胎盘标本示肿块（M）边界清晰，约占胎盘（PL）体积的 1/3

【临床处理及预后】

胎盘血管瘤是一种良性肿瘤，一般不伴胎儿结构畸形，预后较好。肿瘤直径大于 5cm 者，易发生母胎并发症，尤其肿瘤接近脐带胎盘入口处时，母胎并发症更易发生，产前应每 2～3 周对肿瘤及胎儿观察一次，加强胎儿监护。

☆☆☆☆☆

（二）胎盘畸胎瘤

胎盘畸胎瘤（placenta teratoma）是一种罕见的非滋养细胞来源胎盘肿瘤，1925年Morville 进行了首例报道，至今文献报道 20 余例，且均为良性畸胎瘤。其性质属生殖细胞起源还是双胎之一不成形畸胎，尚存在争论。

胎盘畸胎瘤位于羊膜与绒毛膜间，与胎盘呈蒂状相连，蒂部可见血管结构。肿瘤表面可为较成形的皮肤组织，内部包含多种成分组织，如毛发、骨骼、脂肪等。

【超声特征】

1. 形态规则，呈类圆形或椭圆形，边界清晰，内回声混杂，为囊实性混合性肿块，40%有钙化，肿块内常有强回声团伴声影，有时可见骨骼回声。

2. 具有畸胎瘤的常见声像特征，如有毛发油脂形成的发团征、垂柳征、杂乱结构征等。

3. 彩色多普勒显示大多数包块内部无血流信号，但蒂部可见营养血管。

4. 已报道的畸胎瘤大小为 2 ～ 11cm。

5. 需与无心畸胎相鉴别，鉴别要点是无心畸胎有脐带与之相连，且脐带内血管在胎膜下与供血胎儿脐带血管相延续，血流方向与正常胎儿脐带内血流方向相反。而胎盘畸胎瘤不能发现上述特征。

【临床处理及预后】

胎盘畸胎瘤是胎盘良性肿瘤，不伴发胎儿结构畸形，预后较佳。肿瘤较大者可压迫胎儿，导致胎儿窒息。因此对较大的胎盘畸胎瘤，产前及产时需加强胎儿监护。

四、前置胎盘

胎盘在正常情况下附着于子宫体部的后壁、前壁或侧壁。临床上通常将孕 28 周后胎盘附着于子宫下段，甚至胎盘下缘达到或覆盖宫颈内口，其位置低于胎儿先露者，称前置胎盘（placenta praevia）。前置胎盘是孕期出血的主要原因，处理不当可危及母儿生命。国内外文献报道在所有妊娠中，晚期前置胎盘的发生率为 0.5% ～ 1%，在高龄孕妇及多胎妊娠中及既往有剖宫产或流产史者，其发生率则明显增高。

前置胎盘与下列因素有关：①多产、多次人流术、多次刮宫术及子宫内膜炎引起的子宫内膜病变与损伤；②膜状胎盘、多胎妊娠及羊水过多等引起的胎盘面积过大；③副胎盘及假胎盘等胎盘异常；④滋养层发育迟缓。

前置胎盘的分类，通常根据胎盘下缘与宫颈内口的关系来定（图6-4-4）。完全性前置胎盘指宫颈内口完全被胎盘组织覆盖。边缘性或部分性前置胎盘，指胎盘组织达到宫颈内口边缘或覆盖部分宫颈内口，低置胎盘指胎盘下缘在距宫颈内口 2cm 以内，但是未覆盖宫颈内口任何部位。

值得注意的是胎盘下缘与宫颈内口的关系，随诊断时期不同而有变化，分类可随之改变。临产前的完全性前置胎盘，于临产后因宫颈内口扩张可变为部分性前置胎盘。因此前置胎盘应以最后一次超声检查结果为准。

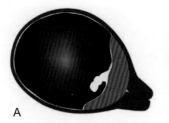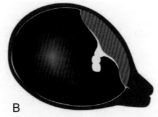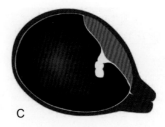

图 6-4-4　前置胎盘类型示意图

A. 完全性前置胎盘；B. 边缘性或部分性前置胎盘；C. 低置胎盘

【超声特征】

1. 扫查途径可经腹部、经阴道或会阴。经阴道超声由于其分辨率高及离宫颈内口近，图像质量好，可准确地诊断前置胎盘。有研究报道经腹超声相对经阴道超声有 25% 的前置胎盘是不正确或模棱两可的。如果无阴道壁水肿、胎膜早破，即使存在少量阴道出血，行阴道超声检查也无明显禁忌，但是应注意操作轻柔和预防感染，不要将探头一开始即抵达宫颈或穹窿，而是先将探头插入阴道中段，如能获得满意宫颈内口和胎盘下缘图像，就不必再推进探头。如果存在阴道壁水肿、胎膜早破、阴道炎及阴道出血较多等情况，采取经会阴超声检查，可避免胎头颅骨声影的干扰，较好地显示胎盘下缘与宫颈内口的关系，较经腹部超声更准确地诊断前置胎盘。

2. 完全性前置胎盘，经腹部超声即可显示胎盘实质完全覆盖宫颈内口（图 6-4-5A）。

3. 边缘性或部分性前置胎盘，显示胎盘下缘达到或覆盖部分宫颈内口（图 6-4-5B），但超声常难以明确区分，尤其在无宫颈扩张的情况下，由于这个原因，有研究者将上述两种类型统称不完全性前置胎盘，且应描述胎盘边缘到宫颈内口的确切距离。

4. 低置胎盘，胎盘下缘距离宫颈内口 2cm 以内（图 6-4-5C）。

5. 经腹部超声常显示胎先露与骶骨岬距离及先露与膀胱壁之间距离增大（大于 1.6cm）。

6. 超声诊断前置胎盘的阳性率随孕周增长而不同。

国外有研究报道，在孕早期，前置胎盘的发生率为 5% ～ 30%，孕晚期通常降至 0.3% ～ 0.6%。这种前置胎盘发生率的差异是由于胎盘迁移所致。King 等通过系列超声检查发现由于子宫上、中、下段的伸长速度不同，下段伸长的速度对于胎盘迁移现象的解释更显重要，因下段狭部明显伸长变薄，使孕早中期的"前置胎盘"在孕晚期变为正常位置的胎盘，就好像胎盘"移行"到了子宫较高部位。总的来说，低置或"潜在"的前置胎盘在孕中期很常见，但仅少数持续存在至孕晚期（1% ～ 5%）。因此许多学者认为在孕中期超声检查发现无临床症状的前置胎盘称为胎盘前置状态（图 6-4-6）较合适。

【超声诊断注意事项及技巧】

1. 在膀胱过度充盈的情况下，子宫下段受膀胱压迫，前后壁贴近，造成宫颈内口上移假象，出现前置胎盘假阳性（图 6-4-7）。应在排尿后适度充盈膀胱的状态下再检查可减少这种假阳性发生。

2. 侧壁胎盘易产生前置胎盘的假阳性，如子宫旁矢状切面，易将侧壁胎盘误诊为中央性前置胎盘，此时采取经过宫颈内口的正中矢状切面可避免此假阳性诊断。

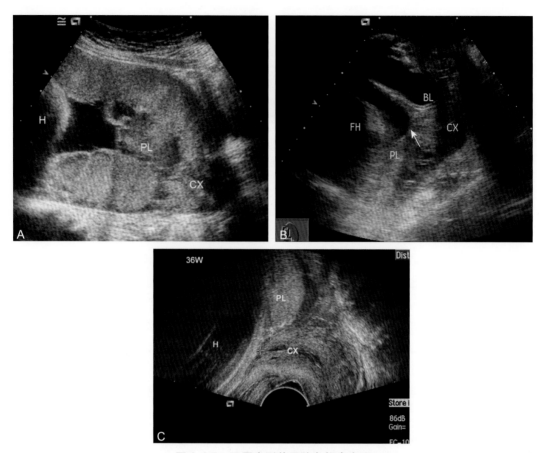

图 6-4-5　不同类型前置胎盘超声表现

A. 完全性前置胎盘，经腹超声检查宫颈矢状切面示胎盘主要附着于子宫后壁，部分胎盘回声越过宫颈内口达子宫前壁；B. 边缘性前置胎盘，经会阴超声检查宫颈矢状切面示胎盘附着于子宫后壁，胎盘下缘达子宫内口（箭头）但未覆盖；C. 低置胎盘，经阴道超声检查宫颈矢状切面示胎盘附着于子宫后壁，与宫颈内口距离 < 2cm

PL. 胎盘；CX. 宫颈；BL. 膀胱；FH. 胎头；H. 胎头

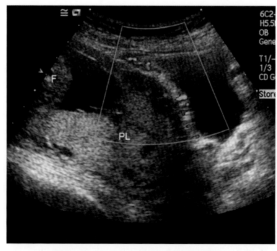

图 6-4-6　孕 22 周胎盘前置状态

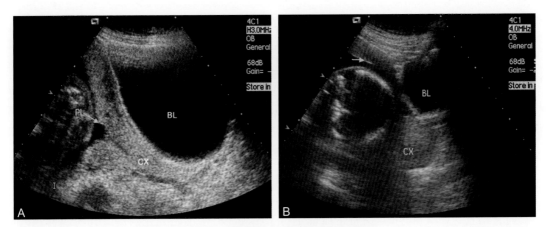

图 6-4-7　膀胱充盈造成低置胎盘假象

A. 膀胱过度充盈，子宫下段肌壁受压迫拉伸造成低置胎盘假象；B. 排尿后检查显示胎盘下缘（箭头）远离宫颈内口

BL. 膀胱；CX. 宫颈；PL. 胎盘

3. 子宫下段局限性收缩使该处肌壁明显增厚和向羊膜腔突出，易产生宫颈内口上移假象，或将收缩增厚肌壁误认为胎盘实质回声，从而产生前置胎盘假阳性诊断（图 6-4-8）。应注意观察该回声是否与胎盘下缘实质回声相延续，并将其与胎盘实质回声进行仔细比较，或间隔 30 分钟待子宫收缩波消失后再次检查来确定。

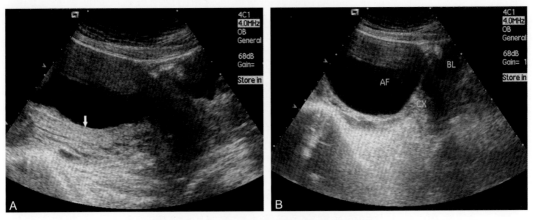

图 6-4-8　子宫肌壁收缩造成低置胎盘假象

A. 子宫下段肌壁收缩增厚易误认为胎盘（箭头），造成前置胎盘假象；B. 子宫肌壁收缩波消失后，即可清晰显示子宫肌壁回声，明确排除前置胎盘

CX. 宫颈；BL. 膀胱；AF. 羊水

4. 胎盘附着在子宫后壁，因胎先露遮住胎盘回声，经腹部超声不能充分显示胎盘与宫颈内口的关系，容易漏诊前置胎盘。此时应将孕妇臀部垫高，在腹部用手向上轻推胎先露，使后壁胎盘在羊水的衬托下显示清楚，或采取经会阴或经阴道超声扫查以免漏诊。

总之前置胎盘的正确诊断要求了解宫颈内口与胎盘的关系，有必要在膀胱适当充盈状态下进行检查，或采取经会阴及经阴道仔细扫查，来确诊前置胎盘。只要选择合适的方法

☆☆☆☆

和条件，超声诊断前置胎盘是目前最可靠的方法，诊断正确率可达95%以上。

【临床处理及预后】

前置胎盘在孕晚期易发生产前出血、胎儿窘迫、早产，可引起围生儿死亡、产妇休克、羊水栓塞等。由于子宫下段蜕膜发育较差，位于子宫下段的前置胎盘易发生胎盘植入，使产后胎盘剥离不全而发生产后大出血。另外前置胎盘的剥离面接近宫颈外口，细菌易侵入胎盘剥离面，加上孕妇贫血、体质虚弱，容易发生感染。产前超声明确诊断，加强对孕妇的管理和宣教，制订出周密的产前计划，上述重大并发症可显著减少。

五、血管前置

血管前置（vasa previa）指脐带血管走行于胎膜下，位于胎儿先露前方并跨越宫颈内口或接近宫颈内口，是绒毛的异常发育所致。根据胎盘的形状，血管前置分为两型：Ⅰ型为胎盘形状正常伴发血管前置，如帆状胎盘合并血管前置，Ⅱ型为胎盘形状异常伴发的血管前置，如副胎盘合并血管前置、分叶胎盘合并血管前置。血管前置发生率低，0.1‰～0.8‰。血管前置的确切病因目前尚不清楚。临床研究表明帆状胎盘、低置胎盘、副胎盘、双叶胎盘、多叶胎盘、多胎妊娠等是高危因素。前置的胎膜血管对创伤极敏感，尤其在胎膜破裂时，其内部血管亦发生破裂，导致严重胎儿出血和失血性贫血，一旦发生可引起高达75%的围生儿死亡，因此有学者认为血管前置是胎儿潜在的灾难，其产前诊断极其重要。

血管前置的主要临床表现是孕晚期出现鲜红的阴道出血，且流出的血液由纯粹的胎儿血组成，常见于破膜以后即刻发生的出血。因胎盘早剥和胎盘前置是晚期阴道出血的两大原因，临床上通常首先怀疑出血由该两原因所致。以下方法可协助诊断母体阴道血是胎儿血：①涂片作瑞氏染色时显微镜下找到胎儿有核红细胞。②取血标本行血红蛋白电泳，发现血红蛋白F提示羊水中混有胎儿血；Apt-Downey试验：在标本中加入氢氧化钠，仍为红色；克-贝（Kleihauer-Betke）试验：在标本中加入弱酸并作特殊染色后涂片镜检，胎儿红细胞则保持不变呈现红色。

脐带胎盘入口的检查方法：在胎盘位置上行系列纵切面及横切面扫查，位于侧壁还可以行冠状切面扫查，如二维超声显示欠满意，可用彩色多普勒血流显像（CDFI）重复上述切面。

宫颈内口超声检查方法：经腹、经会阴及经阴道超声检查法。经腹超声检查是常规检查方法，对经腹超声检查孕妇可适度充盈膀胱，探头置于孕妇耻骨联合上方获取宫颈矢状切面显示宫颈及宫颈内口，同时行CDFI检查；经腹超声检查常因胎儿先露部位遮挡而显示不清，特别是孕晚期，如果显示不满意或发现异常时，则加用经会阴超声或阴道超声检查。经会阴超声检查方法：探头用无菌手套包裹并置于会阴部，探头长轴与人体中轴线平行，也可根据孕期子宫位置适当左旋或右旋，声束平面可向前、后、左、右偏斜，直至显示清晰的宫颈管线及宫颈内、外口。经阴道超声检查方法：阴道探头套上无菌手套后送至阴道中上部至阴道前穹隆处，并清楚显示宫颈管及宫颈内、外口，检查时动作要轻柔，尽量避免触及宫颈导致宫缩或出血。

【超声特征】

1. 二维超声显示位于宫颈内口处的血管横切面呈多个圆形无回声，血管表面无华通胶包裹，血管缺乏螺旋，纵切面呈长条形无回声。位置固定不变。

2. 胎盘帆状脐带入口，超声显示脐带胎盘入口处不在胎盘，而在距胎盘有一定距离的胎膜，脐血管进入胎膜后在胎膜下走行一定距离后进入胎盘实质内。如果超声显示胎盘帆状脐带入口位于子宫下段，则应警惕有无血管前置，注意这些扇形分布的胎膜血管是否跨越宫颈内口（图6-4-9）。

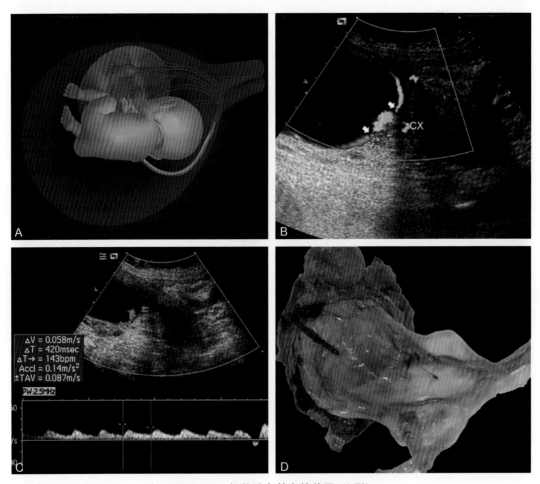

图 6-4-9　帆状胎盘并血管前置（Ⅰ型）

A. 帆状胎盘并血管前置示意图；B. 产前超声彩色多普勒血流显像显示跨越宫颈内口条状血流信号（箭头）；C. 脉冲多普勒超声检查为脐动脉血流，心率为143次/分；D. 胎盘标本图示胎盘脐带入口位于胎膜下，脐带血管走行于胎膜下，无血管螺旋

CX. 宫颈

3. 从主胎盘越过宫颈内口到对侧的副胎盘，由于副胎盘与主胎盘之间有胎膜血管相连，这些胎膜血管有可能位于宫颈内口上方，成为血管前置（图6-4-10）。

4. 叶状胎盘两叶分别位于宫颈内口两侧时，须高度警惕血管前置的发生（图6-4-11）。

5. 边缘性脐带入口也可合并部分脐血管帆状附着，走行于胎膜下，如果接近宫颈内口需高度警惕合并脐血管帆状附着并血管前置的可能（图6-4-12）。

6. 频谱多普勒或彩色多普勒对诊断血管前置极其有用，当疑宫颈内口有胎膜脐带血管时，彩色多普勒超声不仅可直接显示呈扇形分布帆状脐带入口的胎膜血管或连接主副胎盘之间的胎膜血管，而且可获得典型的胎儿脐动脉血流频谱，故彩色多普勒与频谱多普勒超声可明确诊断血管前置。

7. 经阴道和经会阴超声扫查对显示覆盖在宫颈内口的血管较经腹部扫查更敏感。

8. 血管前置偶尔与绒毛膜下出血有关。出现绒毛膜下血肿时，超声表现主要为覆盖宫颈内口的血肿，血管前置被血肿覆盖而不明显，此时可在血肿吸收以后反复多次超声检查，有可能发现前置血管。

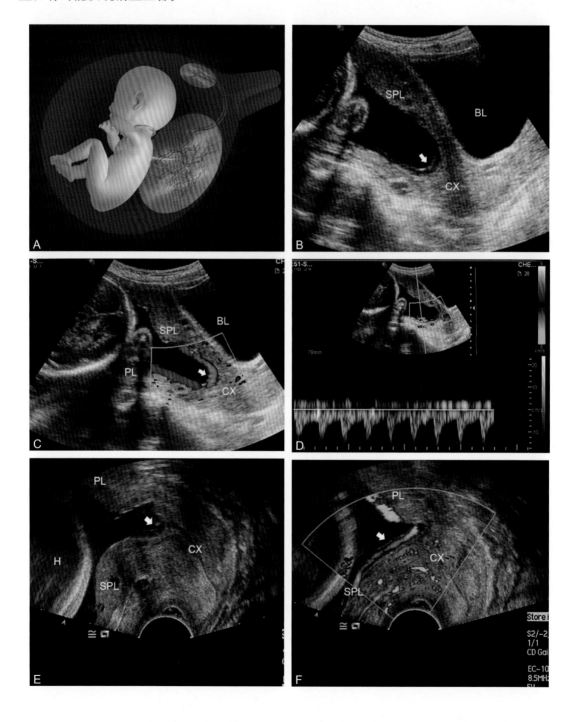

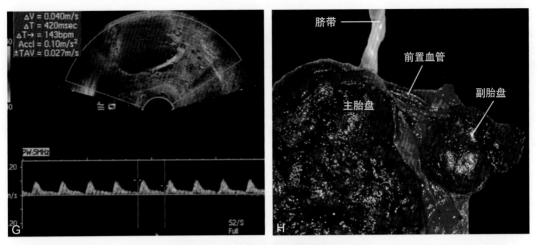

图 6-4-10　副胎盘并血管前置（Ⅱ型）

副胎盘并血管前置模式图（A）；经腹超声检查，宫颈矢状切面二维（B）及彩色多普勒血流显像（C）显示主胎盘位于后壁，副胎盘位于前壁，主、副胎盘间相连的胎膜下血管跨越宫颈内口（箭头）。脉冲多普勒（D）检测心率与胎儿心率一致，证实为胎儿血管。经阴道超声检查，宫颈矢状切面二维（E）及彩色多普勒血流显像（F）显示主、副胎盘及其相连的胎膜下血管（箭头），跨越宫颈内口。脉冲多普勒（G）检测亦证实为胎儿血管。产后胎盘照片（H）显示主、副胎盘及主、副胎盘间相连的血管

CX. 宫颈；BL. 膀胱；SPL. 副胎盘；PL. 胎盘；H. 胎头

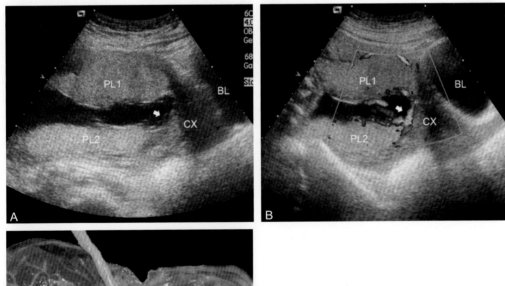

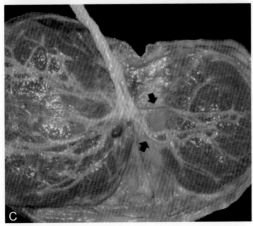

图 6-4-11　分叶胎盘并血管前置（Ⅱ型）

经腹部二维超声（A）及彩色多普勒血流显像（B）显示双叶胎盘的一叶附于前壁，另一叶附于后壁，胎盘位置偏低，靠近宫颈内口，两叶胎盘间血管横跨于宫颈内口上方胎膜下。胎盘标本照片（C）显示双叶胎盘及胎膜下血管（箭头）

BL. 膀胱；CX. 宫颈；PL1. 分叶胎盘 1；PL2. 分叶胎盘 2

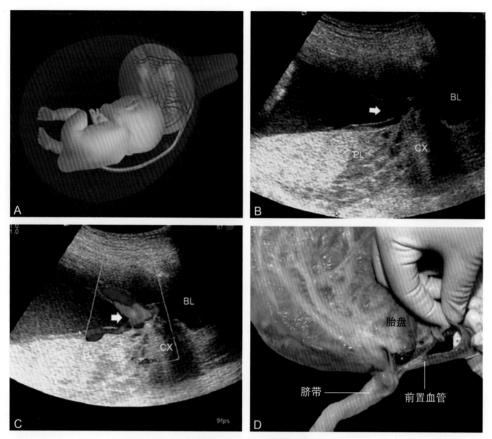

图 6-4-12　边缘性脐带入口并血管前置（Ⅰ型）

边缘性脐带入口并血管前置模式图（A）。经腹部二维超声（B）及彩色多普勒血流显像（C）显示胎盘位于后壁，靠近宫颈内口，胎盘脐带入口位于胎盘下缘近宫颈内口，其一分支进入胎盘，另一分支走行于胎膜下宫颈内口上方。前置胎盘标本照片（D），与图 B 不是同一病例，该例产前超声检查时漏诊，经阴道分娩发生前置血管破裂，大出血，胎儿死亡

PL. 胎盘；BL. 膀胱；CX. 宫颈

诊断注意事项：

脐带先露、脐带脱垂、子宫下段及宫颈血管扩张等几种情况均易导致血管前置的假阳性诊断。以下几点有助于鉴别。

（1）脐带先露：在邻近宫颈内口的先露前方可显示脐带血管，类似前置血管，应加以区分，此时可在胎动后观察、或嘱孕妇改变体位或起床活动一定时间后再观察脐带位置是否发生变化，如果在母体位置变化或胎儿先露远离宫颈后见脐带游离，且飘离宫颈内口，则有助于与血管前置鉴别（图 6-4-13）。

（2）脐带脱垂：除在宫颈内口部位有脐带显示外，宫颈管内亦有脐带血管显示，而前置的胎膜血管不会位于宫颈管内。

（3）宫颈及子宫下段扩张的血管：在正常妊娠中经常见到，亦类似于血管前置，但这些来自子宫肌层的血管常靠近子宫下段或宫颈边缘，频谱多普勒或彩色多普勒显示其内部血流为母体动脉或静脉血流而得以与前置血管相区别（图 6-4-14）。

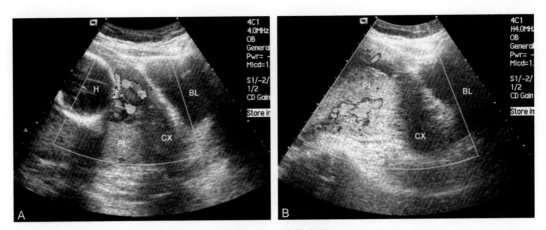

图 6-4-13　脐带先露

孕 29 周胎儿胎盘低置并脐带先露，类似血管前置（A），但在胎动以后观察，脐血管移开，宫颈内口处无血管显示，仅有胎盘低置表现（B）

PL. 胎盘；H. 胎头；BL. 膀胱；CX. 宫颈

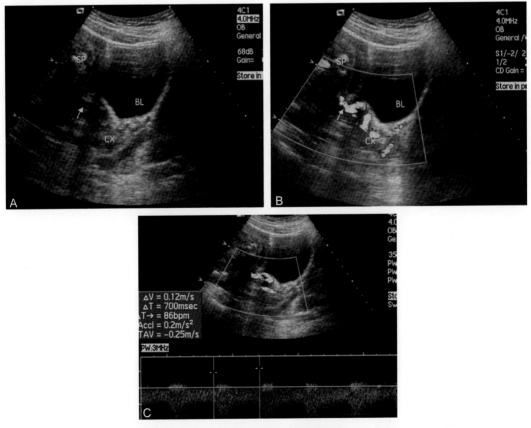

图 6-4-14　子宫下段血管扩张

孕 31 周胎儿，经腹部二维（A）及彩色多普勒血流显像（B）显示宫颈及子宫下段血管扩张类似前置血管（A）（箭头）。多普勒频谱（C）显示为母体血流，从而排除血管前置

CX. 宫颈；BL. 膀胱；SP. 脊柱

【临床处理及预后】

血管前置是胎儿潜在的灾难，破膜以后，覆盖在宫颈内口的血管易破裂，使胎儿迅速失血和死亡，即使不破裂，前置的血管可能在分娩过程被胎先露压迫，导致循环受阻而发生胎儿窘迫，甚至胎儿死亡。因此，一旦明确诊断，血管前置是剖宫产的绝对指征。

对于产前超声诊断的病例，可提前住院并于临产前行择期剖宫产手术，这一处理能降低血管前置所导致的围生儿死亡率，据报道产前得到诊断的胎儿存活率为 97%。一般选择在孕 32 周左右给予糖皮质激素，在孕 35～36 周行剖宫产。加拿大妇产科协会制定的血管前置的处理指南中指出产前诊断血管前置者于临产前（孕 35～36 周）行选择性剖宫产，并于孕 28～32 周应用皮质类固醇促进胎肺成熟，当产妇发生阴道少量出血、胎膜早破时应立即住院分娩。

六、胎盘植入

胎盘植入（placenta accreta）是指胎盘附着异常，表现为胎盘绒毛异常植入到子宫肌层。植入的基本原因是蜕膜基底层缺乏，蜕膜部分或完全由疏松结缔组织替代。

植入的常见部位为子宫瘢痕、黏膜下肌瘤、子宫下段、残角子宫等部位。由于瘢痕易导致蜕膜缺乏，使基底层绒毛迅速扩展侵入子宫肌层；子宫下段内膜血供相对不足，易引起不全脱落；残角子宫内膜发育较差。

正常子宫胎盘植入的发生率为 1/22 154，但瘢痕子宫胎盘植入发生率上升到 93/1000。如果患者有 3～4 次剖宫产史，胎盘前置和胎盘植入的发生率则升高到 67%。据文献报道，泰国、智利、新几内亚等地区发生率较高。

根据植入程度，胎盘植入通常分为三种类型（图 6-4-15）：①植入较浅胎盘仅与宫壁肌层接触；②植入较深，胎盘绒毛深达深部肌层；③植入更深者胎盘绒毛穿透宫壁肌层，常侵入膀胱或直肠，这三种情况也分别称胎盘愈着或胎盘粘连、胎盘植入、胎盘穿透。产前超声检查尚难以明确区分这三种类型的胎盘植入，通常需要经产后组织病理检查才能明确区分。另外根据胎盘植入面积又可分为完全性和部分性两类。完全性者反而不出血，而部分性者则出血多。

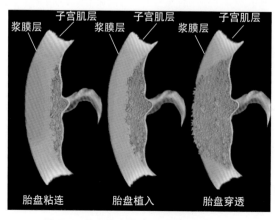

图 6-4-15　胎盘植入三种类型模式图

☆ ☆ ☆ ☆

【超声诊断】

认真分析胎盘后混合回声有助于胎盘植入的诊断。正常情况下，胎盘后方可显示无回声的胎盘后血管（主要是子宫静脉）、低回声的子宫肌层、强回声的蜕膜界面等，如果出现下述一项以上超声特征，即应警惕胎盘植入可能。据报道，国外胎盘植入产前超声诊断的敏感度为 30% ～ 90%，国内报道为 7.1% ～ 62%。

胎盘植入的超声诊断：

1. 胎盘后方子宫肌层低回声带消失或明显变薄 < 1mm（图 6-4-16）。

2. 胎盘后间隙消失。正常情况下，孕 18 周后胎盘与子宫肌壁间为一带状无回声分隔，为静脉丛。胎盘植入时由于蜕膜缺乏或发育不全，该无回声区部分或完全消失。

3. 子宫与膀胱壁的强回声线变薄，变为不规则或中断（图 6-4-17）。

4. 在胎盘植入时，胎盘内常存在显著的或多个无回声腔隙，通常也称作"硬干酪"现象（图 6-4-18）。这种征象最早可在孕 16 周时观察到。

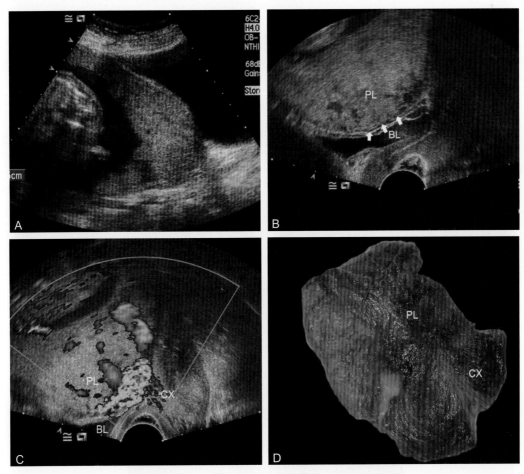

图 6-4-16　胎盘植入

经腹部超声（A）及经阴道超声（B）二维显示胎盘后方子宫肌层低回声带明显变薄 ≤ 1mm，宫壁与胎盘之间的强回声蜕膜界面消失。经阴道超声宫颈内口矢状切面彩色多普勒血流显像（C）显示胎盘后方血管分布明显增多且粗而不规则；子宫全切后标本照片（D）显示胎盘与下段子宫壁分界不清

PL. 胎盘；CX. 宫颈

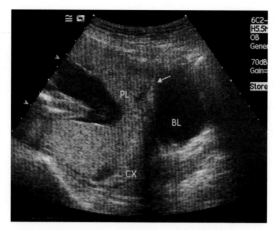

图 6-4-17 胎盘植入（孕 22 周）

宫颈矢状切面示宫颈内口上方可见胎盘回声覆盖，胎盘后方子宫前壁肌层回声明显变薄，变为不规则（箭头）
PL. 胎盘；CX. 宫颈；BL. 膀胱

5. 胎盘附着处出现子宫局部向外生长的包块。 在极少数胎盘绒毛组织侵及膀胱的病例中，经腹超声可能显示与子宫相邻的膀胱浆膜层强回声带消失，表现为一个局部外突的、结节状、增厚的膀胱壁包块。

6. 既往有剖宫产史，有前壁胎盘合并前置胎盘时应高度警惕胎盘植入的可能。

7. 彩色多普勒显示胎盘周围血管分布明显增多且粗而不规则。虽然胎盘周围血管间隙在胎盘正常黏附的患者也很常见，但有胎盘植入患者胎盘血管间隙趋向于更多更大（图 6-4-16C）。

8. 已有孕早期诊断胎盘植入的研究报告，该学者主要研究有剖宫产史的高危孕妇，发现如果滋养细胞植入位置低，子宫切口瘢痕被滋养细胞覆盖，胎盘植入可能性高。

9. 有研究认为 MRI 用于诊断胎盘植入优于超声，特别是前壁下段以外的植入，因此对于胎盘植入高危孕妇，应建议行 MRI 检查。

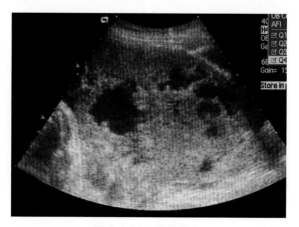

图 6-4-18 胎盘植入

子宫前壁纵切面显示胎盘附着于子宫前壁下段，胎盘内回声异常，存在多个无回声腔隙，即"硬干酪"现象，胎盘后方子宫肌层明显变薄，部分区域出现中断

☆ ☆ ☆ ☆

【临床处理及预后】

胎盘植入的主要并发症是胎儿分娩后胎盘难以剥离，引起威胁孕妇生命的产后出血，常须子宫切除才能止血，本病也是孕产妇死亡的主要原因之一。胎盘植入的其他并发症包括子宫破裂、子宫感染、继发于徒手剥离胎盘的子宫受损。

应用超声诊断本病可以使医师和患者有充分的思想准备和周密的产前计划指导分娩，可明显降低母婴发病率和病死率。

七、胎盘早剥

胎盘早剥（placental abruption）是孕 20 周后，附着位置正常的胎盘在胎儿娩出前部分或全部从子宫壁剥离，是孕晚期的一种严重并发症，往往起病急、进展快。通常有腹痛、阴道出血、子宫张力高等临床表现。然而，极少数病例存在典型三联征表现，国内报道胎盘早剥的发生率为 1/217 ～ 1/47，国外报道发生率为 1/150 ～ 1/55。与胎盘早剥有关的因素有以下几种。

1. 血管病变　胎盘早剥并发重度妊高征、慢性高血压、慢性肾病、全身血管病变者居多。

2. 机械性因素　外伤、外转胎位术、脐带短或脐带绕颈，均可引起胎盘早剥。

3. 子宫体积骤然缩小　双胎妊娠第一胎娩出后，羊水过多、过快地流出，使子宫内压骤然降低，子宫突然收缩，胎盘与子宫错位而剥离。

4. 子宫静脉压突然升高　孕晚期或临产后，孕产妇长时间处于仰卧位，可发生仰卧位低血压综合征。此时巨大妊娠子宫压迫下腔静脉，回心血量减少，血压下降，而子宫静脉淤血，静脉压升高，导致蜕膜静脉床淤血或破裂，发生胎盘剥离。

5. 其他因素　母体滥用可卡因、吸烟、高龄孕妇、男性胎儿。

胎盘早剥根据出血去向可分为显性、隐性及混合性 3 种类型（图 6-4-19）。胎盘剥离所出血液经宫颈阴道向外流出，称显性剥离或外出血；如果胎盘剥离后所出血液积聚在胎盘与子宫壁之间，即为隐性剥离；当出血到一定程度时，血液冲开胎盘边缘与胎膜而外流，形成混合性出血即混合性剥离。根据出血程度分为轻型和重型两种类型。轻型以外出血为主，一般胎盘剥离面不超过胎盘的 1/3，多见于分娩期。重型以隐性出血和混合性出血为主，胎盘剥离面超过胎盘的 1/3，同时在胎盘与子宫壁之间有较大的血肿，多见于重度妊娠期高血压综合征。

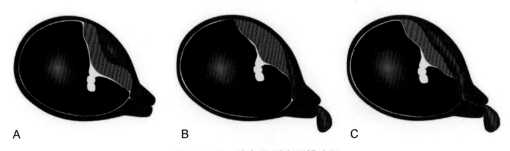

A　　　　　　　　　B　　　　　　　　　C

图 6-4-19　胎盘早剥类型模式图

A. 显性剥离；B. 隐性剥离；C. 混合性剥离

【超声特征】

尽管关于胎盘早剥的超声征象已进行系统总结（如下文），然而其产前超声检出率仍然很低，据报道，仅 2% ～ 50%。Sholl 报道了 48 例胎盘早剥，仅 25%（12 例）在产前超声上有表现。虽然 MRI 也可显示出血，但是价格昂贵，检查时间长，应用有限。胎盘早剥的临床表现与体征在产前诊断中仍然非常重要，超声表现阴性者，不能排除胎盘早剥。

1. 显性剥离：胎盘后方无血液积聚，胎盘形态无变化，超声难以诊断。

2. 隐性剥离：由于受剥离部位积聚血液的影响，剥离区的胎盘增厚，向羊膜腔方向膨出，胎盘厚度 > 5cm（图 6-4-20，图 6-4-22，图 6-4-23）。

3. 胎盘与子宫壁之间形成的血肿内部回声杂乱，随胎盘剥离出血时间的不同而表现多种多样（图 6-4-20 ～图 6-4-23），文献报道急性期 10 ～ 48 小时包块内部较为均匀的强回声，剥离出血后 3 ～ 7 天包块为等回声，1 ～ 2 周后变为内部夹有强回声团的无回声。2 周后血块的一部分变为无回声。

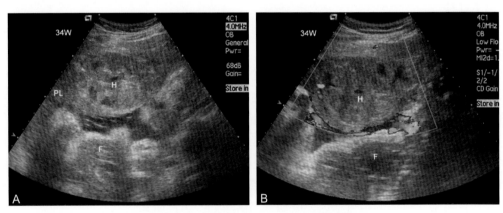

图 6-4-20　孕 34 周胎儿，胎盘隐性剥离

胎盘增厚向羊膜腔突出（A），彩色多普勒血流显像显示其内部无血流信号（B）

H. 血肿；PL. 胎盘；F. 胎体

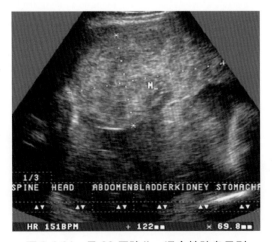

图 6-4-21　孕 33 周胎儿，混合性胎盘早剥

无诱因阴道流血 1 小时，量多，胎心率为 110 次 / 分，超声显示胎盘增厚，向胎儿面突起，实质回声不均匀，占位效应明显。急诊剖宫产，一男活婴，I 度窒息，病理显示胎盘部分绒毛纤维素样坏死，胎膜灰红，胎膜下出血

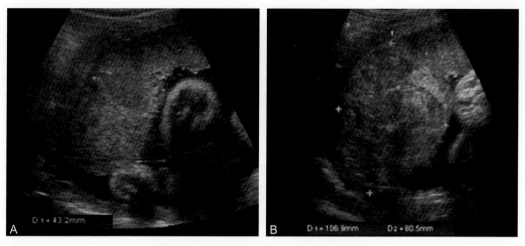

图 6-4-22　孕 35 周胎儿，胎盘隐性剥离

孕妇 31 岁，停经 35^{+3} 周，下腹坠痛伴腰痛 4 小时入院，疼痛能耐受，无阴道流血、流液，自觉胎动略少，胎心率 140 次 / 分，不规则，有敏感宫缩。第一次急诊超声显示胎盘上部分局限性回声稍增厚，回声欠均匀（A），胎心率不稳，波动于 79 ～ 129 次 / 分。90 分钟后第二次急诊超声显示胎盘上部分较前次检查明显增厚，且回声不均匀，占位效应明显（B），胎心率仅为 79 次 / 分。急诊剖宫产，一男活婴，Ⅰ度窒息，子宫卒中并产后出血，病理显示胎盘部分绒毛纤维素样坏死，胎膜灰红，胎膜下出血

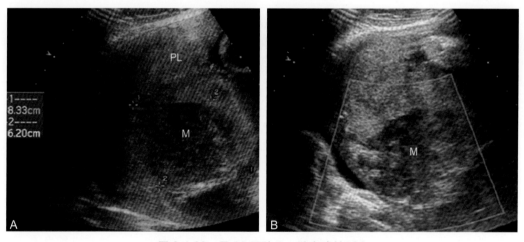

图 6-4-23　孕 33 周胎儿，胎盘隐性剥离

30 岁孕妇，腹痛，自觉胎动消失 2 小时，超声二维（A）及彩色多普勒血流显像（B）显示胎盘明显增厚，回声不均匀，其内部无明显血流信号，胎儿已胎死宫内

PL. 胎盘；M. 包块

　　4. 如血液破入羊膜腔，羊水内透声差，可见漂浮的低回声点或团块。

　　5. 如果剥离面过大，可能出现胎心减慢甚至胎死宫内。

　　6. 采用超声估测计算血肿体积（V）的方法可估计胎盘剥离面积的大小，V=L × W × H/2。L、W、H 分别为血肿的长、宽、高。据报道这一方法可较好地预测妊娠结局。

　　7. 最常见的胎盘剥离部位是胎盘边缘（绒毛膜下出血），但常有离开胎盘边缘的离心性扩展。如果血块溶解变成透声的无回声区，这时应与尚未融合的羊膜与绒毛膜形成的胚

外体腔相鉴别。

8.诊断胎盘早剥及其所形成的血肿时，应注意与子宫肌壁收缩和子宫肌瘤相鉴别。通过追踪观察常可区分。子宫肌壁收缩是暂时性的，很快就恢复正常；子宫肌瘤通常较血肿固定，在严密监视的短时间内不会长大，而血肿很可能增大。另外通过彩色多普勒血流显像亦可帮助鉴别，因肌壁和肌瘤均有丰富的血管，且肌瘤内部血流较子宫收缩时少，而血肿内部无血流显示。

【临床处理及预后】

胎盘早期剥离一经诊断明确，应考虑立即终止妊娠，拖延时间越长，发生不良结局的机会增加。也有学者认为少量小范围出血妊娠结局较好，Sauerbreiham认为大多数患者血肿＜60ml时其结局良好。但也有研究报道血肿的位置较体积更有预测价值，宫底或宫体血肿较宫颈上方的血肿预后更差，胎盘后出血的预后最差。另有文献报道超声显示有血肿的患者较仅有阴道出血而无血肿显示的患者的危险性大。

如果剥离出血广泛，母体可能发生休克和DIC，胎儿可能出现宫内缺氧或胎死宫内。因胎盘早剥导致的围生儿死亡占所有围生儿死亡的15%～20%，15倍于无胎盘早剥者。

第五节　脐带异常

脐带为连接胎盘和胎儿、母体与胎儿血液循环的纽带，近年来临床医师已高度注意到因脐带原因引起的围生儿死亡和神经系统损害以及可能与胎儿畸形、染色体异常有关的脐带异常。超声是产前发现很多脐带异常的首选方法，对降低围生儿发病率、病死率以及优生优育有重要临床意义，但超声尚不能在产前发现所有脐带异常。

本节主要叙述常见的几种脐带异常，如脐带血管数目异常、脐带缠绕、脐带打结、脐带附着异常、脐带肿瘤及脐带长度异常等。

一、脐血管数目异常

（一）单脐动脉

单脐动脉（single umbilical artery）是最常见的脐带异常，可见于1%的妊娠，单脐动脉的病理机制可能是血栓形成导致最初的一根正常脐动脉萎缩所致，并非原始发育不全。单脐动脉胎儿合并其他畸形的发生率增加30%～60%。

【超声诊断】

1.脐带横切面显示由两条脐动脉和一条脐静脉组成的正常"品"字结构消失，而由仅含一条脐动脉和一条脐静脉组成的"吕"字所取代。彩色多普勒血流显像显示一红一蓝两个圆形结构（图6-5-1）。

2.脐带纵切面，无论怎样多方位偏动探头扫查，也只能显示一条脐动脉，且其内径较正常脐动脉粗（图6-5-2）。

3.单脐动脉的脐带螺旋通常较正常脐带少，显得平直。彩色多普勒血流显像显示一红一蓝两条并行走向，螺旋稀疏或正常。

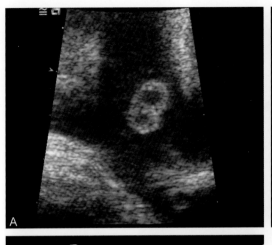

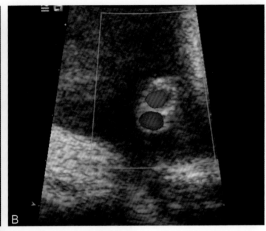

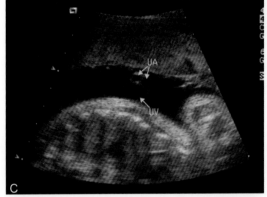

图 6-5-1　单脐动脉

脐带横切面呈"吕"形（A），彩色多普勒血流显像（B）显示一红一蓝两个血流信号。正常脐带横切面显示三条血管横切面（两条脐动脉及一条脐静脉）呈"品"字形（C）

UA. 脐动脉；UV. 脐静脉

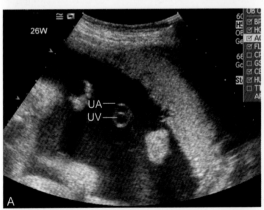

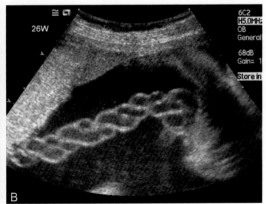

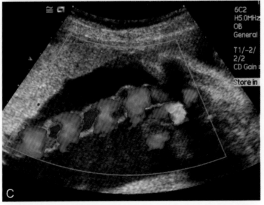

图 6-5-2　孕 26 周胎儿单脐动脉

A. 脐带横切面呈"吕"形；B. 脐带纵切面示脐带内仅两条血管；C. 彩色多普勒血流显示一红一蓝两条血管

UA. 脐动脉；UV. 脐静脉

4. 因为脐动脉在进入胎盘前可能融合成一条脐动脉而形成脐带胎盘侧的正常变异，故单脐动脉应当在近胎儿侧确定诊断，如用彩色多普勒血流显像只能在膀胱一侧壁显示一条血管则可确诊单脐动脉（图6-5-3）。

5. 详细观察胎儿有无结构畸形或FGR。

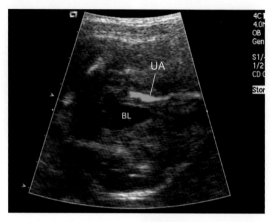

图 6-5-3　单脐动脉

膀胱水平横切面彩色多普勒血流显像，仅在膀胱一侧显示一条脐动脉，另一条脐动脉不显示

BL. 膀胱；UA. 脐动脉

【临床处理及预后】

单脐动脉增加胎儿结构畸形、染色体异常（通常为非整倍体）风险，据报道有26%～31%的单脐动脉合并其他结构异常。单脐动脉胎儿早产、FGR、围生儿死亡发生率增高。单发单脐动脉胎儿出生时除了做一个整体的体格检查外不需要其他的特别处理。

单脐动脉若无合并其他畸形，预后较好，但需注意早产或FGR对新生儿的影响。

（二）多血管脐带

含有一根以上脐静脉或两根以上脐动脉的脐带为多血管脐带，多血管脐带很罕见，据报道与先天畸形及连体双胎有关。

超声横切脐带显示多个血管断面（图6-5-4），频谱多普勒及彩色多普勒可以明确区分是动脉增多还是静脉增多。

二、脐带长度异常

1. **脐带过短**　足月儿脐带正常长度40～60cm，低于30cm者称脐带过短。发生率为1%。脐带异常短常继发于胚胎折叠失败，可引起肢体-体壁缺陷。另外，短脐带可继发于因下部中枢神经系统或骨骼肌肉异常、羊水过少、多胎妊娠等引起的胎儿运动减少。短脐带与先天畸形的发生率增加有关。据报道与21-三体、羊水过少、臀先露有关。短脐带可能导致脐带受压、胎盘早剥和胎儿下降不良等。

2. **脐带过长**　脐带长度超过70cm者称为脐带过长。长度在100cm以上的脐带约占1%。文献报道，最长脐带达300cm。虽然短脐带与胎动减少有关，但是长脐带与胎动增加的关系不确定。脐带过长的原因尚不清楚。脐带过长可能导致脐带打结、绕颈、脱垂等，从而引起脐带受压和脐动脉灌注降低。

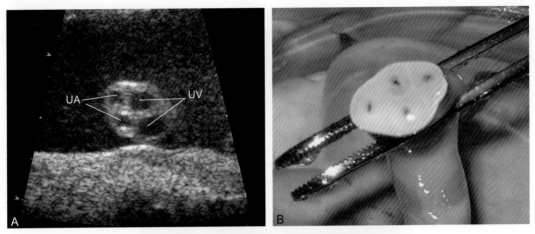

图 6-5-4　多血管脐带（该例合并连体双胎）

A. 产前超声检查脐带横切面示 4 条血管横断面，2 个较小的为脐动脉，2 个较大的为脐静脉；B. 脐带断面照片示 4 条血管横断面，2 条脐动脉，2 条脐静脉

UA. 脐动脉；UV. 脐静脉

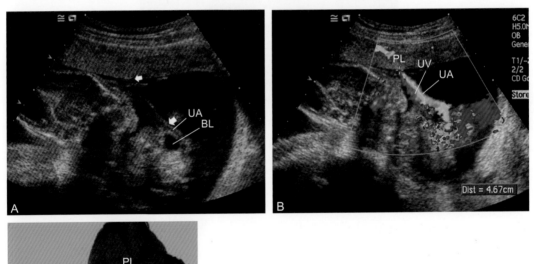

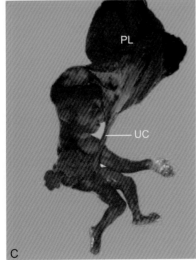

图 6-5-5　肢体 - 体壁综合征合并脐带过短

产前二维超声（A）及彩色多普勒血流显像（B）显示脐带腹壁入口与脐带胎盘入口长轴切面，脐带长度仅约 4.67cm，在一个切面上显示脐带全长（箭头），脐带平直，未见明显脐带螺旋。

标本照片（C）证实产前超声检查，脐带过短，为典型肢体 - 体壁综合征

UA. 脐动脉；UV. 脐静脉；PL. 胎盘；UC. 脐带

由于脐带弯曲、漂浮于羊水内，超声不能测量出脐带的确切长度，尚难以明确诊断脐带过短和脐带过长，如果出现以下现象应警惕脐带长度异常，但这些现象都是主观判断而非客观测量数据。

（1）脐带过短：在羊水中或胎体周围难以找到脐带回声，即使用彩色多普勒血流显像也仅能追踪到很短的脐带血管声像（图 6-5-5）。这种表现在肢体体壁综合征中常能见到，且能测量出脐带的具体长度而得以诊断，其他脐带过短产前诊断困难。

（2）脐带过长：胎儿多部位如颈部、躯干或肢体出现脐带缠绕的表现，或在羊水中漂浮着异常多的脐带回声（图 6-5-6）。这些表现均为主观判断，仅能怀疑脐带过长而不能据此确诊。

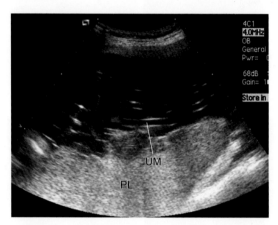

图 6-5-6　脐带过长，羊水内脐带回声异常多

UM. 脐带；PL. 胎盘

三、脐带打结

脐带打结可分为真结和假结。单胎妊娠脐带真结发生率为 0.4% ~ 0.5%。脐带真结也是单绒毛膜囊单羊膜囊双胎妊娠的并发症（图 6-5-7）。脐带打结可能由于脐带过长，脐带扭转形成一个脐带袢，当胎儿穿越时便形成了真结。假结仅代表血管的局部过长、血管蜷曲而并非成结。

【超声诊断】

1. 脐带真结产前二维超声诊断相当困难，产前检出率低，文献报道少，采用高分辨率彩色多普勒超声诊断仪有意识地动态连续追踪扫查，有可能显示脐带扭转形成的一个脐带袢和脐带打结。笔者对因脐带真结导致胎儿死亡的脐带标本进行了超声检查（图 6-5-8），发现仔细追踪真结处脐血管走行方向、脐动脉变细、脐带水肿等，有助于脐带真结的检出。脐带真结时，脐血管走行难以清楚显示，与脐带袢或假结易于显示形成对比。

2. 脐带假结主要显示在脐带局部某一切面血管突出成团，但不持续存在于所有扫查切面。血管走行易于追踪显示。

【临床处理及预后】

脐带真结未拉紧时无临床症状，拉紧后胎儿血液循环受阻可致胎死宫内，据报道，脐带真结胎儿总死亡率为 10%。假结一般无临床危害。

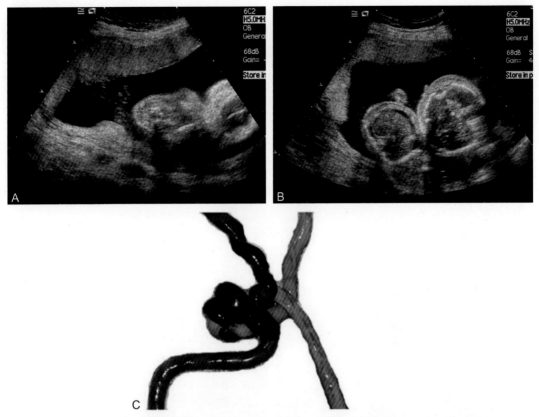

图 6-5-7　脐带打结（本例为单绒毛膜囊单膜囊胎，其中一胎脐带打结并胎死宫内）

A. 产前超声检查示脐带打结，长时间观察未见改变；B. 与该脐带相连的一胎胎心停止搏动，皮肤水肿、腹腔积液；C. 产后标本示脐带真结并淤血

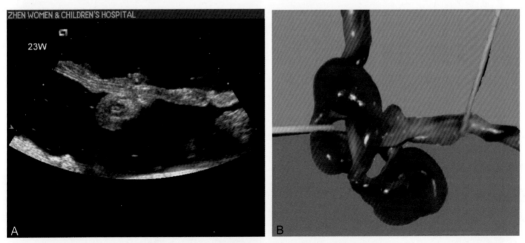

图 6-5-8　脐带真结导致孕 23 周胎儿胎死宫内

产后标本置入水中行超声检查显示真结部位血管走行方向难以清楚辨认，动态显示不止一次的血管交叉，交叉处血管变细，同时可显示脐带水肿（A）；标本照片示脐带真结部位水肿及血管走行方向（B）

四、脐带缠绕

脐带绕颈是最多见的脐带缠绕，发生于25%的妊娠，躯干及肢体缠绕次之。缠绕1～2圈者居多，3圈以上者较少。脐带绕颈2圈以上且绕得很紧可导致胎儿宫内窘迫及胎儿其他并发症。

【超声诊断】

1. 二维超声在颈部纵切面显示颈部皮肤有"U"形或"W"形或锯齿状压迹，并在其前方有等号状的脐带血管横断面回声（图6-5-9～图6-5-11）。

2. 彩色多普勒血流显像横切胎儿颈部可显示环绕颈部的脐带内红蓝相间的血管花环样图像。适当侧动探头可获得完整的圆圈样彩色脐带血管环绕胎儿颈部。

3. 注意位于胎儿颈部的单个脐带袢是最常见的伴随现象，与胎儿病死率和发病率无关。

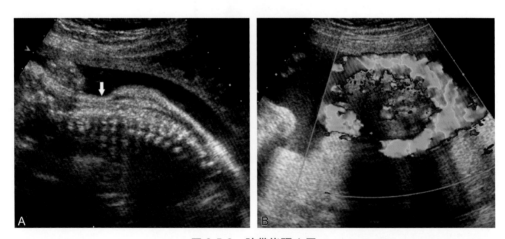

图 6-5-9　脐带绕颈 1 周

A. 纵切胎儿颈部皮肤可见"U"形压迹（箭头）；B. 彩色多普勒显示胎儿颈部周围有环形血流（1周）围绕

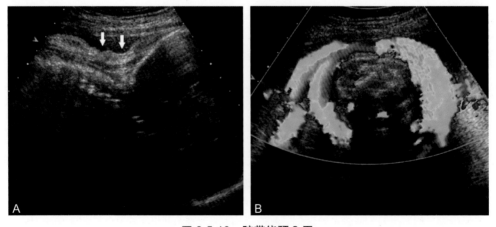

图 6-5-10　脐带绕颈 2 周

A. 纵切胎儿颈部皮肤可见"W"形压迹（箭头）；B. 彩色多普勒显示胎儿颈部周围有环形血流（2周）围绕

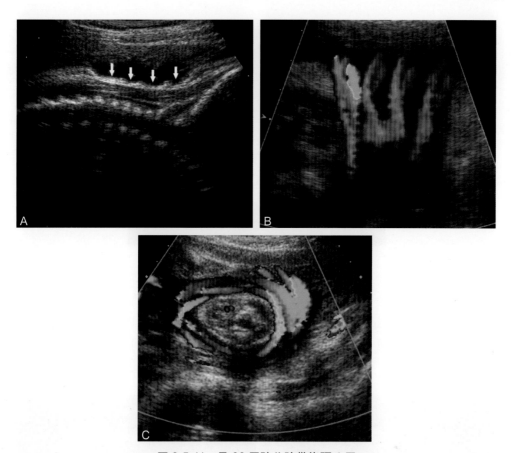

图 6-5-11　孕 39 周胎儿脐带绕颈 4 周

A. 纵切胎儿颈部皮肤有锯齿状压迹（箭头）；B、C. 彩色多普勒显示脐带血管环绕胎儿颈部。图 B 为胎儿颈部略偏外侧纵切面；图 C 为胎儿颈部横切面检查，第二天剖宫产证实为绕颈 4 周

【临床处理及预后】

脐带绕颈对胎儿的影响视其缠绕程度而不同，较松的缠绕不影响胎儿及正常分娩，缠绕紧者可影响脐带供血，造成胎儿缺氧，甚至死亡。脐带绕颈，可影响胎儿先露下降，表现为临产后胎心率异常、胎头先露不下降等。

五、脐带入口异常

（一）边缘性脐带入口

脐带胎盘入口靠近胎盘边缘，距离胎盘边缘 2cm 以内，称为边缘性脐带入口（marginal umbilical cord insertion），也称球拍状胎盘（图 6-5-12）。据报道，单胎妊娠中，边缘性脐带入口发生率为 7%～9%，双胎妊娠发生率较高，达 24%～33%。

【超声诊断】

在胎盘位置上行系列纵切面及横切面扫查，在胎盘的胎儿面可以发现脐带胎盘入口，在该点行 360°扫查，并测量脐带入口距胎盘边缘最近距离，该距离 ≤ 2cm 可以诊断为边缘性脐带入口（图 6-5-13）。

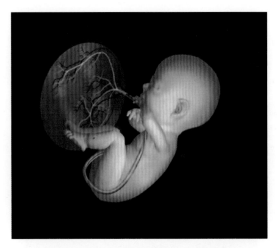

图 6-5-12　边缘性脐带入口模式图

　　边缘性脐带入口在某一平面可能正常，另一平面则为边缘性脐带入口，因此，只要有一个平面显示脐带入口在距胎盘边缘 2cm 以内，即可诊断边缘性脐带入口。

　　产前二维超声检查可发现边缘性脐带入口，详细 CDFI 检查可发现其附近胎盘外的胎膜下有无脐血管走行，如有应行脉冲多普勒检查进行证实，以确定有无部分性帆状附着。

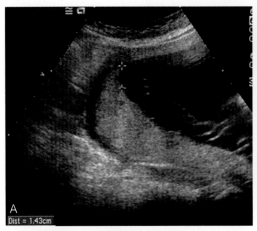

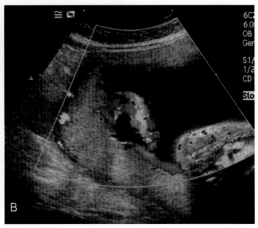

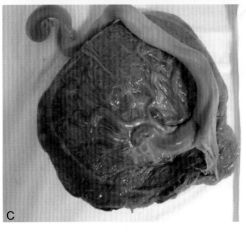

图 6-5-13　边缘性脐带入口
A. 产前超声检查示脐带胎盘入口距胎盘边缘约 1.4cm；B. 彩色多普勒血流显像直观显示脐带胎盘入口；C. 产后胎盘标本示脐带胎盘入口近胎盘边缘

☆ ☆ ☆ ☆

【临床处理及预后】

边缘性脐带入口预后好，合并脐血管部分帆状附着、血管前置的处理方法分别同帆状脐带入口、血管前置。笔者曾见一例边缘性脐带入口合并一条脐动脉分支帆状附着，在阴道分娩时该血管发生破裂而发生围生儿死亡。

（二）帆状脐带入口

帆状脐带入口（velamentous cord insertion）是指胎儿脐带血管附着在胎盘以外的胎膜，脐血管呈扇形分布走行于羊膜与绒毛膜间，缺乏华通胶，无脐带螺旋，走行一段距离后才进入胎盘（图 6-5-14）。单胎妊娠发生率为 0.24% ~ 1.8%，多胎发生率较高，约 8.7%，在多胎妊娠中又以单绒毛膜囊双胎多见。

帆状脐带入口的形成原因不十分明确，较多学者赞同的一种学说认为血供最丰富的蜕膜是包蜕膜，体蒂即起源于此，随着妊娠进展，血供丰富区移至底蜕膜（即未来胎盘部位），而体蒂留在原位，且该处绒毛膜萎缩变为平滑绒毛膜，结果形成脐带帆状附着。

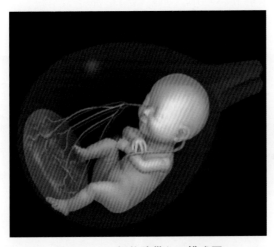

图 6-5-14　帆状脐带入口模式图

【临床特征】

帆状脐带入口是一种威胁围生儿安全的疾病，一旦发生血管破裂出血，围生儿死亡率极高。特别是合并血管前置者，危害更大，据统计约 6% 的帆状脐带入口合并血管前置。目前已有研究发现帆状脐带入口与低出生体重儿、胎儿心律失常、小于胎龄儿、早产、低 Apgar 评分有关。

【超声诊断】

孕 18 ~ 24 周是检查胎盘脐带入口的较佳时期，该时期羊水量适中，胎儿活动空间较大，即使后壁胎盘也可以通过彩色多普勒血流显像、孕妇侧卧体位或活动后再次检查而清楚显示。孕晚期因胎儿遮挡、胎儿位置较固定、胎儿骨骼声影等影响胎盘脐带入口的显示，因此，脐带入口的观察建议在孕中期。帆状脐带入口病例也不应于孕晚期再次复查确诊。最近，由于超声诊断仪分辨率的提高及孕 11 ~ 13⁺⁶ 周产科超声检查的开展，使得部分帆状胎盘的诊断孕周提前，且该期胎盘覆盖面积较小、胎儿遮挡的概率低，超声检查更易显示胎盘脐带入口。但该期检查假阴性率较高，由于胎盘随孕周进展、子宫增大发生移位，部分病例孕早期胎盘脐带入口可正常或为边缘性脐带入口，但孕中期可进展为帆状脐带入口。

帆状脐带入口的超声诊断特征：

1.胎盘脐带入口不显示。对胎盘行系列纵切面及横切面扫查,侧壁胎盘行冠状切面扫查,均不能在胎盘显示胎盘脐带入口，彩色多普勒血流显像重复上述切面也不能显示胎盘脐带入口。

2.胎盘以外的胎膜脐带附着。在胎盘以外寻找脐带附着点,用二维超声结合彩色多普勒血流显像，在胎盘回声外的胎膜下发现脐带附着点（图6-5-15，图6-5-16），孕妇改变体位及胎动时，脐带插入位置不变，追踪观察发现脐血管进入胎膜后呈扇形分开走向胎盘并深入胎盘实质,胎膜下走行的脐血管无脐带螺旋，脉冲多普勒检查血管搏动与胎心率一致。

3.应仔细检查宫颈内口，排除血管前置。

【临床处理及预后】

帆状脐带入口在阴道分娩过程中，如果脐带根部受力牵拉，有可能导致帆状血管断裂出血，胎儿失血，严重者可导致胎儿死亡。

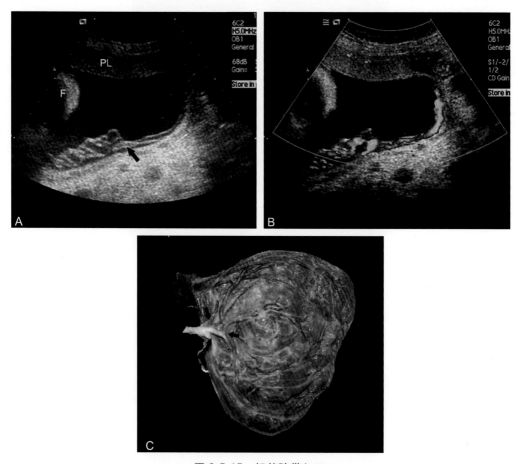

图 6-5-15　帆状脐带入口

产前二维超声（A）及彩色多普勒血流显像（B）脐带入口位于胎盘（PL）外的胎膜下（箭头），脐血管走行于胎膜下，平直，未见螺旋。产后胎盘标本照片（C）显示为典型帆状脐带入口

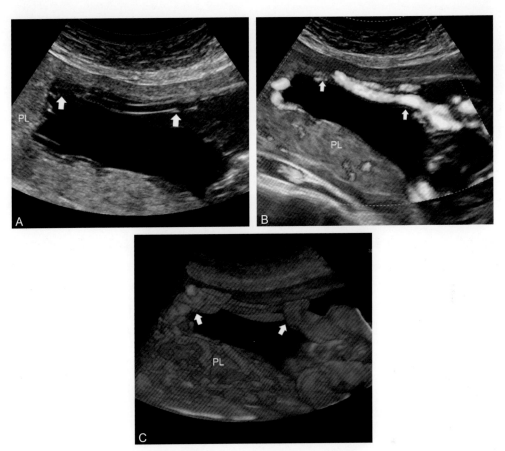

图 6-5-16　帆状脐带入口

产前二维超声（A）、彩色多普勒血流显像（B）及血管三维透明成像（C）显示脐带入口位于胎盘（PL）外的胎膜下（箭头），脐血管走行于胎膜下，平直，未见螺旋

第六节　羊水量异常

　　羊水是充满于羊膜腔内的液体。自 20 世纪 50 年代以来，由于实验医学的发展，羊膜腔穿刺技术的普遍应用，以及 20 世纪 70 年代以来超声技术的发展，对羊水和羊膜囊的认识逐渐深入，随着妊娠的发展，羊水的质和量都在不断地变化。

一、正常羊水的生成与交换

1. 羊水的来源

（1）羊膜上皮细胞分泌。

（2）胎儿的代谢产物胎儿尿液等。

2. 羊水的吸收途径

（1）胎儿吞咽羊水。

（2）胎儿体表皮肤的吸收。

（3）胎盘及脐带表面羊膜上皮吸收。

在不同的妊娠时期，羊水的来源不同。孕早期，羊水主要是母体血清经羊膜进入羊膜腔的透析液，胎儿血循环形成后，水分及小分子物质可通过尚未角化的胎儿皮肤进入羊膜腔，成为羊水的另一个来源。孕中期以后胎儿尿液排入羊膜腔，尤其在孕 17 周以后，胎儿尿液成为羊水的主要来源，使羊水的渗透压降低，尿酸、肌酐量逐渐升高。另一方面，胎儿又通过吞咽羊水、羊膜吸收、胎儿皮肤吸收等，使羊水量达到动态平衡，此时胎儿皮肤逐渐角化，不再是羊水的来源。孕晚期每天均进行羊水更新，容积量更新超过 95%，注入羊膜腔内的蛋白，每日清除率在 63% 以上。孕晚期时，羊水的运转除尿液排出和吞咽羊水这两条途径外，胎肺也是产生和吸收羊水的一个重要途径，此外，胎盘胎儿面的羊膜是水和小分子溶质的交换场所，但其量较少。脐带和羊膜面则不是羊水的重要来源。总之，羊水的形成受多种因素的影响。正常情况下，羊水的量和成分是水和小分子物质在母体、羊水和胎儿三者之间进行双向性交换更新取得动态平衡的结果（图 6-6-1）。特别是孕晚期，母体和羊水间的转换主要是经过胎儿间接进行的，经过胎膜交换的部分很少。

在正常情况下，羊水量从孕 16 周时约 200ml 逐渐增加至孕 34 ～ 35 周时为 980ml，以后逐渐减少，至孕 40 周时羊水量为 800ml 左右，到孕 42 周时减为 540ml（图 6-6-2）。如果羊水量高于或低于同孕周正常值的 2 倍标准差，称羊水量异常，即羊水过多和羊水过少。

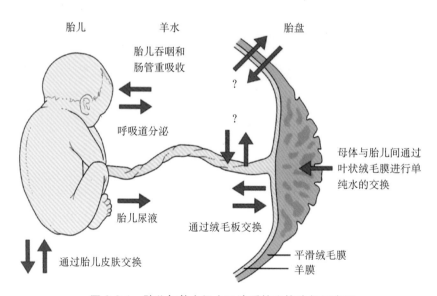

图 6-6-1　胎儿与羊水间水及溶质的交换途径示意图

二、羊水过多

孕晚期羊水量超过 2000ml 为羊水过多（polyhydramnios）。分慢性羊水过多和急性羊水过多两种，前者是指羊水量在孕中晚期即已超过 2000ml，呈缓慢增多趋势，后者指羊水量在数日内急剧增加而使子宫明显膨胀。

在超声问世以前，孕期准确测量羊水量几乎是不可能的，随着超声技术的发展，羊水量的产前测量成为可能，但因观察方法和观察者的不同，羊水过多发生率也各异，为 1/750 ～ 1/60。

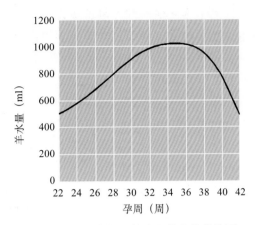

图 6-6-2　正常妊娠羊水量的变化趋势图

羊水过多的原因十分复杂，仅部分原因清楚（表 6-6-1），大部分原因尚不明了。

表 6-6-1　羊水过多的原因

胎儿畸形和染色体异常
胎儿畸形
神经管缺陷
消化道畸形
腹壁缺陷
膈疝
颌面部畸形
遗传性假性醛固酮症
胎儿染色体异常
18- 三体综合征、21- 三体综合征、13- 三体综合征
双胎
双胎输血综合征
动脉反向血流灌注综合征
妊娠糖尿病
母儿 Rh 血型不合
胎盘因素
胎盘增大
胎盘绒毛血管瘤，瘤直径 > 5cm

【超声诊断】

超声是诊断羊水过多的极其重要的方法，不但可以诊断羊水过多，而且可以发现一些引起羊水过多的原因，如胎儿畸形，胎盘疾病。

☆☆☆☆☆

1. 在超声检查过程中，目测羊水无回声区异常增多，胎儿活动频繁且幅度大时，应警惕羊水过多，准确测量羊水深度很重要。目前超声测量羊水诊断羊水过多通常采用以下三种方法。

（1）羊水指数法：该方法是 Phelan 于 1987 年提出的，将母体腹部以脐为中心分为四个象限，将每个象限羊水池最大垂直深度相加来估测羊水量。当四个象限垂直深度相加 > 24cm 时，即诊断羊水过多；此时围生儿病死率升高。但 Molse 等认为羊水指数大于该孕龄的 3 倍标准差或大于第 97.5 百分位数诊断羊水过多较为恰当。目前国内最新妇产科学教材采用羊水指数大于 25cm 作为羊水过多的标准。

（2）最大羊水池垂直深度测量法，通常以最大羊水池垂直深度 > 8cm 为羊水过多的标准。

（3）最大羊水池平面直径及横径测量法，即以测量最大羊水池的横径和直径为标准，此方法不常用。

2. 羊水过多时，应仔细观察胎儿有无合并畸形，较常见的胎儿畸形有神经管缺陷，约占 50%。其中又以无脑儿、脊椎裂最多见。消化道畸形也较常见，约占 25%，主要有食管闭锁、十二指肠闭锁等。

3. 监测治疗：临床上常用吲哚美辛（消炎痛）治疗羊水过多，但是由于它有使胎儿动脉导管提前关闭的不良作用，且主要发生在 32 孕周以后的胎儿，因此，在 32 孕周接受该药物治疗的患者，需用多普勒超声监视有无动脉导管提前关闭，出现提前关闭的动脉导管血流多普勒频谱特征有搏动指数 PI < 1.9，收缩期血流速度 > 140cm/s，舒张期血流 > 35cm/s。

【临床处理及预后】

合并羊水过多的胎儿或胎儿附属物异常主要：有神经管缺陷（无脑儿、脊柱裂等）、消化道畸形（食管及十二指肠闭锁）、腹壁缺陷、膈疝、颌面部畸形、遗传性假性醛固酮症、胎儿染色体异常（18- 三体综合征、21- 三体综合征、13- 三体综合征）、双胎异常（双胎输血综合征、动脉反向血流灌注综合征）、胎盘因素（胎盘增大、直径大于 5cm 的胎盘绒毛血管瘤）等。

羊水过多对母亲的威胁主要是胎盘早剥及产后出血，应尽可能防止这些并发症的发生。

三、羊水过少

羊水过少（oligohydramnios）通常是指孕晚期时羊水量少于 300ml。

一些临床试验研究发现羊水过少与宫内缺氧、母体血容量减少及尿液生成减少有关。因此，凡能引起这三种情况出现的因素均可以导致羊水过少，如过期妊娠、胎儿泌尿系统畸形、肺发育不良、胎膜早破、药物等。

【超声诊断】

1. 超声检查目测羊水总体上显得少，液体与胎体体表的界限不清；胎儿肢体明显聚拢，胎动减少。超声诊断羊水过少的方法与诊断羊水过多的方法一样，即测量羊水指数、最大羊水池最大垂直深度和最大羊水池横径和直径。文献报道，这三种方法在诊断羊水过少时，羊水指数及最大羊水池直径及横径比较准确。羊水指数＜ 5cm 为羊水过少，5 ～ 8cm 为羊水偏少。

2. 通过测量羊水指数发现羊水过少时，应进行详细系统的胎儿畸形检查，尤其是胎儿泌尿系统畸形，如双肾缺如、双侧多囊肾、双侧多囊性肾发育不良、尿道梗阻、人体鱼序列征等。

3. 测量羊水时，应注意不要将脐带无回声血管误认为羊水，彩色多普勒血流显像可帮助区别，在无彩色多普勒血流显像，可提高增益，使脐带回声显示更加清楚，这样可避免将脐带误认为羊水而漏诊羊水过少。

4. 注意有无因羊水过少的机械性压迫所致的胎儿畸形，如 Potter 综合征。

【临床处理及预后】

羊水过少者围生儿病死率和发病率明显高于羊水正常者。无严重胎儿畸形而且临近足月时，可在短期内超声重复测量羊水量，并进行胎心监护及胎盘功能测定，制订周密的处理方案，择期终止妊娠。

对尚未足月的胎儿可采取反复羊膜腔内注射生理盐水改善预后，但临床效果有限，仍处于实验阶段。

第 7 章
产 时 超 声

产时超声，泛指使用超声在分娩前后对胎儿及孕妇的评估。一般认为，分娩时孕妇的评估和管理应基于其临床表现。产程停滞的诊断、临床干预的时间及方式主要依靠阴道指检（内检）所评估的宫颈扩张程度、胎头先露高度和胎方位。然而，临床检查对胎头先露高度和胎方位的评估是不准确且主观的，特别是当胎头水肿影响内检对颅缝和囟门的分辨时。

超声检查具有容易、简单，相对客观等优势，在检查方法上，以经腹部与经会阴为主，是非侵入性方法，可减少感染，除此之外，相对舒适，孕妇接受度高。虽然产时超声检查目前尚没有普及，但已有研究提出增加使用超声检查来帮助分娩管理。一些研究表明，在诊断胎头方位和先露高度以及预测产程停滞方面，超声检查比临床检查更准确且可重复性更高。在一定程度上，超声检查可以区分可以自然阴道分娩和必须进行手术分娩的女性。此外，越来越多的证据表明，分娩时的超声检查可预测器械辅助阴道分娩的结局。

参考国际妇产超声学会（ISUOG）2018年的产时超声指南以及世界围产医学会和围产医学基金会2022年的产时超声指南，笔者编写了本章。

一、产时超声检查目的

（一）评估胎儿状态及其附属物（针对未正规产前检查或者急诊临产的孕妇）

评估胎儿数目、大小及位置；通过胎儿血流频谱和羊水等情况，监测是否存在胎儿窘迫；判断胎先露，排除先露异常、前置胎盘、脐带先露、前置血管及子宫破裂等阴道分娩禁忌证。

（二）评估产程进展

1. 胎方位及胎姿势。
2. 胎头先露高度。
3. 胎头俯屈程度评估。
4. 宫颈长度测量或扩张程度评估。
5. 第三产程胎盘剥离情况。

二、产时超声检查方法

根据检查目的所需的参数（如胎头方位和先露高度）和临床指征，可以使用经腹或经会阴方法进行分娩时的超声评估。

☆☆☆☆

经腹部检查是最基础、最常用的检查方法，具有扫查范围广，图像深度大，孕妇容易接受等优势，几乎所有的产科超声检查内容均可以使用，但由于需要扫查的深度较深，探头频率较低，图像分辨力不够高。除此之外，孕晚期超声检查时，会受到孕妇肥胖、胎儿蜷缩、胎先露低、羊水过少导致声窗丧失等因素的影响。经会阴超声不是最基本的检查方法，但当经腹部超声不能观察清楚时，可以经会阴检查给予补充。

经腹超声检查时，孕妇采取仰卧位，探头放置于耻骨联合上方获取横切面或矢状切面图像。主要用于确定胎儿解剖结构、胎先露、羊水量和胎盘位置。经会阴超声前，孕妇须排空膀胱，检查时采取截石位，探头放置于大阴唇之间或后阴唇系带水平，该方式主要用于评估胎头位置、宫颈扩张及预测分娩方式。

设备要求：凸阵探头（例如，用于经腹胎儿超声检查以进行生物测量和结构评估的探头）；可以快速启动，电池寿命长且可以快速充电；宽扇区，低频率（< 4MHz）。

（一）评估胎儿状态及其附属物（针对未正规产前检查或者急诊临产的孕妇）

1. **胎儿数目与大小**　通过腹部大范围扫查评估胎儿数目。胎儿大小评估参考第 3 章第三节。

2. **胎位**　探头置于母体耻骨上方观察先露部位的胎儿结构，头位时，观察到的结构为胎头，可见颅骨光环及颅内结构；臀位时观察到的结构为胎儿臀部或下腹部，横位时可观察到胎儿脊柱、腹部或肢体。可以通过大范围扫查观察胎儿躯干位置明确胎儿纵轴，从而确定胎产式。

3. **胎儿血流频谱**　通常经腹部进行评估，包括测量脐动脉、静脉导管。可参考第 5 章第三节母胎血流监护。

（1）脐动脉：在靠近胎儿的脐动脉多普勒血流指数要高于在靠近胎盘的脐动脉多普勒血流指数，因此，脐动脉多普勒超声应取自由浮动段脐动脉；超声声束和血管长轴之间的角度会影响多普勒波形。角度越大，波形越小。多普勒超声时，超声束和血管长轴之间角度最好为 0°；胎儿呼吸时，胸腔内压力改变而影响多普勒超声。因此，脐动脉多普勒超声应该在胎儿没有呼吸运动、安静的情况下进行。随着孕周增大，多普勒超声表现为舒张末期峰值增高，S/D，RI 和 PI 值降低；多普勒超声波形异常表现为舒张末期血流消失或反向。

（2）静脉导管：在二维超声下找到胎儿上腹部纵切面或横切面，利用彩多普勒来确定静脉导管的峡部，将多普勒取样门放在静脉导管的峡部，保持超声束和血管长轴之间角度最好为 0°，且在胎儿静止和没有呼吸时检测。正常情况静脉导管中血流总是前向的，在多普勒超声时表现为心室收缩期峰（S）、舒张早期峰（D）和心房收缩期峰（a）。当出现胎儿宫内窘迫而波及血流动力学改变时，静脉导管前向血流减少以至出现逆向血流，多普勒超声表现为 a 波逐渐减小，然后消失，最后反向。

4. **羊水测量**　羊水测量包括羊水最大深度和羊水指数。羊水指数（amniotic fluid index，AFI）：以脐水平线和腹白线为标志将子宫分成四个象限，测量各象限最大羊水池的垂直径线，四者之和即为羊水指数。羊水最大深度即选择最大羊水池的垂直径线。羊水测量具体内容可参考第 3 章第四节。

5. **先露评估**　探头置于母体耻骨上方，观察宫颈内口处先露的结构，重点排查异常先露，如胎盘前置、脐带先露（图 7-0-1）、血管前置等。可参考第 6 章第四节相关内容。

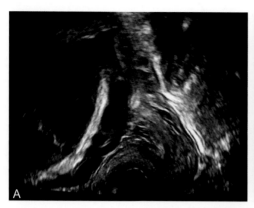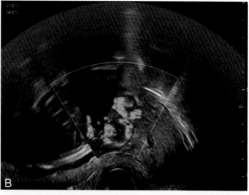

图 7-0-1　经阴道超声检查提示脐带先露
A.宫颈内口上方见无回声结构；B.叠加彩色多普勒血流显示该结构为脐带血管

（二）评估产程进展

1.胎方位评估　在头位分娩时，准确了解分娩时胎儿枕骨的方位至关重要。持续性枕后位的胎儿剖宫产以及孕产妇和围生儿不良预后的风险增加。在器械辅助分娩前，正确评估胎头方位至关重要。错误评估胎头方位可能导致不恰当地使用胎头吸引或产钳助产，会增加胎儿受伤的可能性和阴道分娩的失败率。器械辅助分娩失败后再进行剖宫产使做出分娩决定的时间增加，还会增加孕产妇和胎儿创伤的风险。

一般情况下，临床医师通过触摸矢状缝及前囟门和后囟门来确定胎头方位。一些研究已对临床诊断胎头位置的准确性进行了评估，并使用超声检查或位置跟踪技术系统作为参照；研究结果表明，内检存在主观性。这些研究一致表明，当将超声检查作为确定胎头方位的标准时，内检是不够准确的，其错误率为 20% ～ 70%。

在胎头方位异常的情况下（例如：枕后位或枕横位），通过内检评估往往更加不准确，而此时更可能需要医疗干预。这种不准确性可能因胎头水肿和前不均倾位的存在而扩大，这两者往往与梗阻性分娩相关。一些研究未能证明有经验和不熟练的产科医师内检准确性存在显著差异，尽管该研究结果受到其他学者的质疑。与传统方式单独使用内检相比，许多研究均显示出单独使用超声检查或超声检查与内检相结合在精确测定胎头旋转上具有优越性。

【评估方法】

胎头方位超声评估最好通过经腹部横切面和矢状切面进行。将超声探头横向放置在母体腹部，就可获得胎儿躯干上腹部或胸部的横切面图像。即可确定胎儿脊柱的方位。然后将超声探头向下平移，直到到达母体耻骨上方，即可显示胎儿头部。

探头置于耻骨联合上方时，确定胎儿枕骨方位的主要标志为：枕后位时观察到的是胎儿的两个眼眶、枕横位是脑中线回声，枕前位是枕骨本身和颈椎（图 7-0-2）。在朝向枕骨的方向上，脉络丛远离中线两侧，这有助于确定胎头方位。胎头先露高度较低时，胎儿头部中线结构可能难以在经腹检查中显示。在这些情况下，建议将经腹与经会阴超声相结合，以精准确定胎头方位。

可将胎头比作一个圆形物体，例如时钟，以此来对胎头位置进行描述（图 7-0-3）：

2：30 至 3：30 之间应记录为左枕横位（LOT）；8：30 至 9：30 之间应记录为右枕横位（ROT）；3：30 至 8：30 之间应记录为枕后位；9：30 至 2：30 之间的位置应记录为枕前位。

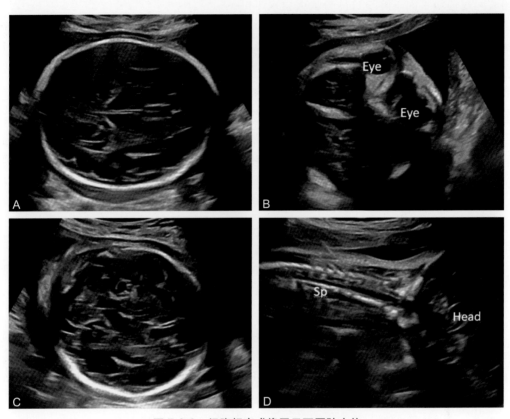

图 7-0-2　经腹超声成像展示不同胎方位

A. 枕横位胎儿（横切面），脑中线呈水平方向；B. 枕后位胎儿（横切面），可观察到胎儿双眼球；C. 枕前位胎儿（横切面），可观察到胎儿小脑；D. 枕前位胎儿（纵切面），可观察到胎儿脊柱

Eye. 眼球；Sp. 脊柱；Head. 胎头

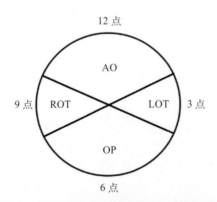

图 7-0-3　基于钟面时针位置的胎儿枕骨位置分类

2：30 至 3：30 之间的位置为左枕横位（LOT）；8：30 至 9：30 之间的位置为右枕横位（ROT）；3：30 至 8：30 之间的位置为枕后位（OP）；9：30 至 2：30 之间的位置为枕前位（OA）

2.胎头先露高度评估 胎头先露高度是指胎头在产道中相对于母体坐骨棘平面的位置。胎儿头部的最宽部分进入骨盆入口，或者经腹部触及的胎头少于 2/5 时，称为"胎头衔接"，即胎头的双顶径平面下降至母体骨盆入口水平以下。

在阴道指检中，当胎儿颅骨的最前部到达母体坐骨棘之间的假想线或平面时，为胎头衔接，此时胎头先露高度为 0。胎头先露高于或低于该平面的程度以厘米为单位表示，高于为负 (-)，低于为正 (+)。Dupuis 等证实了经阴道指检评估胎头下降程度存在主观性。他们使用配有传感器的分娩模拟装置，并在由美国妇产科学会（ACOG）定义的特定的胎头高度放置胎头模型，然后由一组具有不同经验水平的受试者使用触诊方式对胎头下降程度进行分类，分类为骨盆高位、骨盆中位、骨盆低位或骨盆出口位。在分类方面，住院医师的平均错误率为 30%，而产科医师则为 34%。更重要的是，将骨盆高位错误诊断为骨盆中位的占了错误的大多数（住院医师和产科医师的错误率分别为 88% 和 67%）。在临床实践中，这种分类错误可能会对分娩管理产生不利影响。

超声检查能客观准确地记录产道中的胎头先露高度。目前已经提出了一些定量超声参数用于评估胎头先露高度；这些参数在观察者内部和观察者间的高重复性也已被证实。

通过经会阴正中矢状切面和横切面超声检查可以很好地评估胎头先露高度。孕妇取截石位，将探头放置在两侧大阴唇之间，或者再稍偏向尾侧，与阴唇系带位于同一水平。须注意，产妇应排空膀胱后检查。

在正中矢状切面上可清楚显示以下解剖标志（图 7-0-4）：耻骨联合呈不规则的椭圆形结构，一般位于水平位置；胎儿颅骨，显示近探头侧与远探头侧的颅骨。该视角不能看到阴道指检的常规参考平面，即坐骨棘水平。然而，耻骨联合下端与坐骨棘平面之间存在固定的解剖关系："耻骨下线"是一条假想线，起源于耻骨联合的尾端，垂直于其长轴，延伸至产道的背侧。在对正常女性骨盆的计算机断层扫描数据三维重建中发现，耻骨下线位于坐骨棘平面上方 3cm 处。通过经会阴正中矢状平面扫查，研究人员通过使用耻骨联合作为标志和参考点，已经提出了一些定量测量参数。

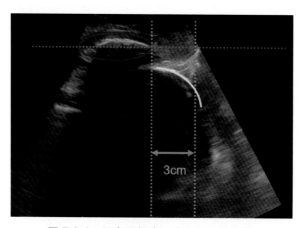

图 7-0-4 经会阴超声正中矢状切面图像

红色椭圆标示母体耻骨联合，黄色曲线标示部分胎头颅骨，蓝色虚线为母体耻骨联合长轴，绿色虚线为"耻骨下线"，垂直于耻骨联合长轴，橘色虚线为超声估测的坐骨棘平面

3 个参数直接表示胎头先露高度。

（1）产程进展角度（angle of progression，AoP）：也称为"产程下降角度（angle of descent）"；是指耻骨长轴与通过耻骨下缘的胎头颅骨切线之间的夹角（图 7-0-5）。AoP 与胎头先露高度转换见表 7-0-1。

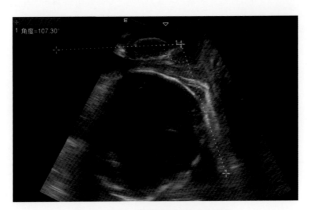

图 7-0-5　产程进展角度测量

（2）产程进展距离（progression distance，PD）：最初为分娩前胎头衔接的客观测量值。它被定义为"耻骨下线"和先露（定义为胎儿颅骨强回声的最远端）之间的最小距离（图 7-0-6）因为 AoP 更容易测量，并且 AoP 考虑了产道的天然弯曲，而 PD 没有，所以测量胎头先露高度时应优先选择 AoP。

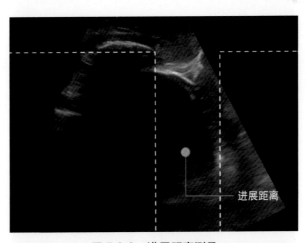

图 7-0-6　进展距离测量

（3）经会阴超声胎头先露高度（transperineal ultrasound head station，TPU）：经会阴超声胎头先露高度的记录与常规用于分娩进展的阴道指检评估方法一致（即坐骨棘平面上方或下方的厘米数表示），同时还需记录胎头下降曲线。这需要评估：胎头方向和耻骨下缘平面（坐骨棘平面上方 3cm）与沿胎头方向线最深处的颅骨（先露处）之间的距离。

☆★☆☆

表 7-0-1　产程进展角度（AoP）和经会阴超声（TPU）胎头先露高度转换表

AoP（°）	胎头先露高度（cm）	AoP（°）	胎头先露高度（cm）
84	−3.0	132	1.5
90	−2.5	138	2.0
95	−2.0	143	2.5
100	−1.5	148	3.0
106	−1.0	154	3.5
111	−0.5	159	4.0
116	0.0	164	4.5
122	0.5	170	5.0
127	1.0		

TPU 胎头先露高度由产程进展角度（AoP）与胎头先露高度的回归公式计算得到 [TPU 胎头先露高度（cm）＝AoP（°）×0.093 7 − 10.911]

（改编自 Tutschek 等的研究）

2 个参数可间接表示胎头先露高度。

● 胎头 - 耻骨联合距离（head–symphysis distance，HSD）：是随着胎头下降而变化的间接参数；是母体耻骨联合下缘沿耻骨下线与胎儿颅骨之间的距离（图 7-0-7）。由于临床实践中触诊胎儿头部与母体耻骨联合之间的空间被广泛使用于评估胎头先露高度。因此 Youssef 等提出使用 HSD 作为胎头下降的间接指标。在一项枕前位胎儿的队列研究中，该参数已经被证明是可重复的，研究表明，该参数与触诊的胎头先露高度呈负线性相关，并随着头部向骨盆底下降而逐渐变小。此外，HSD 已被证明与胎头先露高度的其他超声测量值相关；其与 HPD 呈正相关，与 AoP 呈负相关。HSD 只能在胎头先露位于耻骨下线以下的位置（如≥−3cm）时进行测量。

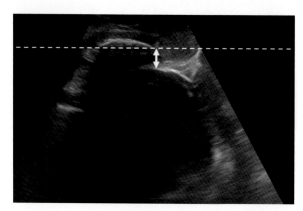

图 7-0-7　胎头 - 耻骨联合距离（HSD）的测量

白色虚线为耻骨联合长轴，双箭头线为胎头 - 耻骨联合距离

● 胎头方向（head direction）：表示胎头最大长轴相对于耻骨联合长轴的方向。胎头方向是胎头先露高度的间接指标，是胎头最长可识别轴与耻骨联合长轴之间形成的夹角，通

过经会阴正中矢状面进行测量（图 7-0-8）。结果可分类为"胎头向下"（角度＜0°）、"胎头水平"（角度为 0°～30°）和"胎头向上"（角度＞30°）。研究人员注意到一个容易识别的胎头方向变化，胎头向下降至骨盆底部时，胎头方向从向下到水平再到向上。胎头方向刚刚转向上时，使用手术助产的阴道分娩（OVD）成功率高且相对较容易（更少牵引）。

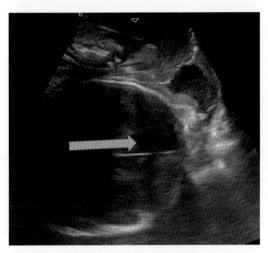

图 7-0-8　胎头方向评估
该胎儿胎头最大长轴方向与母体耻骨联合长轴方向基本平行，为胎头水平

通过将探头简单地顺时针旋转 90° 可以获得经会阴横切面，该切面可以评估和测量以下 2 个参数。

● 胎头 - 会阴距离（head–perineum distance，HPD）：这一参数可作为胎头先露高度的指标；HPD 最初由 Eggebø 等进行描述。探头应置于大阴唇之间（阴唇系带后部），将软组织紧压在耻骨上。调整探头角度，直至颅骨轮廓尽可能清晰为止，这时超声声束垂直于胎儿颅骨（图 7-0-9）。PD 通过经会阴扫查进行测量，是指从胎儿颅骨最外缘到会阴的最短距离。这个距离代表胎儿尚未通过的产道部分。

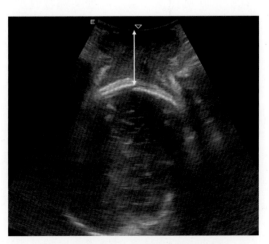

图 7-0-9　胎头 - 会阴距离测量方法
白色双箭头直线为胎头 - 会阴距离

● 中线角（midline angle，MLA）：此参数可评估胎头的旋转。MLA 与其他参数不同，因为它使用胎头旋转角度作为分娩进展的指标。中线角使用经会阴方法在横切面上对其进行测量：确定两侧大脑半球之间的回声线（中线），MLA 是指该线与母体骨盆的前后方向之间形成的夹角（图 7-0-10）。

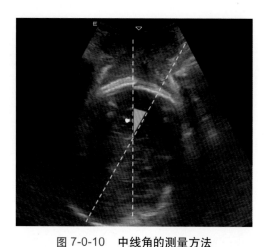

图 7-0-10　中线角的测量方法

白色虚线表示母体骨盆的前后方向，黄色虚线为脑中线，橘色测量角为中线角

3. **胎头俯屈程度评估**　胎头俯屈有助于胎头在产道内衔接和下降。胎头过度仰伸是难产的常见原因。因此，胎头俯屈评估具有重要意义，产时超声通常使用枕颈角与颏胸角作为评估指标（图 7-0-11）。枕颈角（occiput-spine angle，OSA）是胎儿枕骨切线与颈椎切线之间的角度，主要用于评估枕前位或枕横位胎头在母体骨盆中俯屈或仰伸的程度。颏胸角（chin-to-chest angle，CCA）是胎儿颏部切线与胸骨纵轴线之间的夹角，主要用于评估枕后位胎头在骨盆中俯屈或仰伸的程度。阴道分娩中较大的枕颈角和较小的颏胸角较常见，而胎头过度仰伸会增加剖宫产率。当疑似难产时，矢状位超声测量枕颈角或颏胸角可以更准确和客观地预测难产，以便进行适时干预。

4. **宫颈长度测量或宫口扩张程度评估**　第一产程又称宫颈扩张期，指临产开始直至宫口完全扩张即开全。宫颈长度的测量或扩张程度的评估是第一产程进展的方法之一。在宫颈尚未开放前，可以测量宫颈长度，宫颈测量可以经腹部、经阴道或经会阴检查（图 7-0-12）。测量宫颈长度时，应清晰显示宫颈内口、外口与宫颈管，测量长度时，测量宫颈内口至外口的距离。宫口扩张程度在经会阴横切面基础上轻轻侧动探头即可获得宫颈口图像。宫颈口前后径代表宫口扩张程度。

5. **第三产程胎盘剥离**　1993 年 Herman 等首次利用超声研究第三产程，并将第三产程分为潜伏期、收缩期、分离期和排出期四个时期。①潜伏期：胎盘未附着处子宫肌壁收缩变厚而胎盘附着处子宫肌壁变薄；②收缩期：胎盘附着处子宫肌壁收缩变厚；③分离期：胎盘和子宫肌壁发生分离；④排出期：胎盘滑动并娩出。2000 年 Krapp 和他的同事利用超声观察第三产程，认为不能将收缩期和分离期完全区分开来，而将原来的四个时期修改为潜伏期、分离期和排出期三个时期。超声诊断对监测产后胎盘组织残留和控制产后出血发挥了重大的作用。

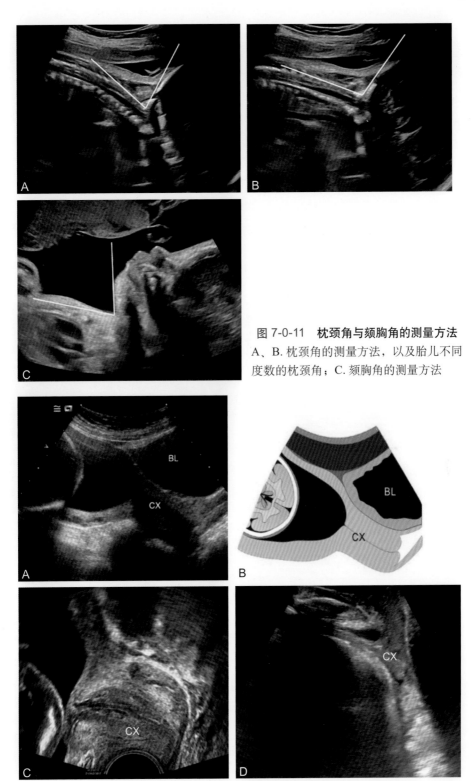

图 7-0-11　枕颈角与颏胸角的测量方法
A、B.枕颈角的测量方法，以及胎儿不同度数的枕颈角；C.颏胸角的测量方法

图 7-0-12　宫颈长度超声检查
A、B.经腹部宫颈检查超声图与示意图；C.经阴道宫颈检查；D.经会阴宫颈检查，该孕妇已进入第一产程，宫颈缩短
BL.膀胱；CX.宫颈

利用超声观察到胎盘剥离可分为3种形式。①下极-上极剥离：胎盘剥离起始于胎盘下极，并逐渐延伸至胎盘上极。②上极-下极剥离：胎盘剥离起始于胎盘的上极，并逐渐延伸至胎盘下极。③双下极-中央剥离：胎盘剥离可以同时或者先后发生于子宫前、后壁，最后在宫底处剥离。

胎儿娩出后，子宫下段局部肌层收缩隆起在空间上有可能表现为一个连续的环状结构或者带状结构，并且逐渐向宫底移动，有研究称之为"上行性子宫收缩环"。子宫收缩环最初出现在子宫下段，伴随子宫收缩，子宫收缩环逐渐向宫底移动。子宫收缩环上移到胎盘附着面时胎盘剥离开始，子宫收缩环继续上行，胎盘随之剥离，当子宫收缩环上升至宫底后胎盘完全剥离。最后子宫收缩环消失于宫底，子宫持续收缩，胎盘经阴道排出。

如胎盘未能正常娩出或娩出不全，通过超声可以观察宫内胎盘的位置或对残余胎盘的情况进行评估，为临床的进一步处理提供信息（图7-0-13）。诊断胎盘残留时，需结合子宫纵切面与子宫横切面，若宫腔未呈线样且可见稍强回声团，应想到胎盘残留可能。

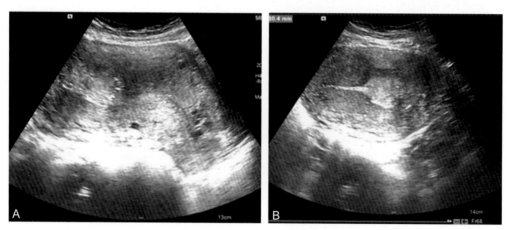

图 7-0-13　产后胎盘残留

A 和 B 分别为子宫纵切面与子宫横切面显示胎盘残留

三、产时超声检查指征及应用

尽管已经证明超声检查在分娩时确定胎头位置和先露高度时比阴道指检更准确且可重复性更高，但是这些研究结果并未显示能改善分娩的管理。由于分娩期间围生儿和产妇的不良结局较为罕见，证明产时超声检查对胎儿及孕妇关于围生儿或产妇严重并发症的临床价值需要进行大规模的随机研究。然而，产时超声可更精确地确定胎头位置和先露高度，并且比阴道指检更容易被女性接受。在下列情况下，可将其作为临床检查的辅助手段。

（一）第一产程进展缓慢或产程停滞

一些连续研究表明，比起阴道指检，HPD 和 AoP 在预测初产妇经阴道分娩时第一产程延长更准确。对 150 名孕妇进行的大型多中心试验结果显示，如果 HPD < 40mm，剖宫产的可能性为 7%，而 HPD > 50mm 时，剖宫产的可能性则高达 82%。在同一研究中，如果 AoP > 110°，剖宫产的可能性为 12%，而如果 AoP < 100°，剖宫产的可能性则上升至 62%。

在一项同样针对这 150 名第一产程延长的孕妇人群的研究中，研究人员表明，与非枕后位相比，枕后位与剖宫产风险显著相关（38% vs 17%，*P*=0.01）。一些病例报道和小样本的研究中显示，在第一产程延长的孕妇中，经腹部或经会阴超声也许能鉴别不同类型的胎头先露异常导致的产程停滞，如胎头屈曲不良（额先露或面先露）以及前不均倾位。

（二）第二产程进展缓慢或产程停滞

第二产程延长时，很少有专门根据超声检查结果预测分娩方式（经阴道自然分娩、剖宫产或器械辅助阴道分娩）的研究。在经会阴超声检查的 62 位第二产程长的女性中，Masturzo 等发现，胎头方向较好（朝上）时，大多数孕妇（16/20；80%）能经阴道自然分娩，胎头方向向下时或胎头方向水平时，经阴道自然分娩概率较低，分别为（4/20；20%）及（9/22；41%）。

（三）进行器械辅助阴道分娩前确定胎头方位和先露高度

一项随机对照试验表明，进行器械辅助阴道分娩前胎头位置的确定中，增加超声检查的结果比单独进行阴道指检的结果准确性明显更高（超声诊断的错误率为 1.6%，而阴道指检组则为 20.2%）。但该研究未显示出母亲或胎儿不良预后的差异，其主要结果是确定胎位的准确性，此外，该研究无法检测不良事件发生率的差异。通过随机对照试验，Wong 等证明，与触诊相比，利用超声检查确定胎头位置时，吸引器口杯的位置明显更接近屈曲点。

胎头方向预测器械辅助阴道分娩的结果：若产程延长，进行胎头吸引术前评估时，胎头向上是成功分娩的积极预测因素。在 11 名胎头向上的枕前位孕妇中，所有人都成功地进行了简单（5/11）或中等难度（6/11）的胎头吸引术。相比之下，在 6 例胎头水平或向下的枕前位胎儿中，仅一例吸引术是简单的，且该组中还有唯一一例吸引术失败。"胎头向上"作为预测阴道分娩指标的价值，以及其良好的观察者内和观察者间的一致性随后被其他研究所证实。

产程进展角预测胎头吸引术结局：在 41 例枕前位胎儿的研究中，研究人员将 AoP 作为胎头吸引术分娩成功的预测因子。发现 AoP 以 120° 为截断值时，90% 的病例可较容易且成功进行胎头吸引术。一项最近的大型研究调查了 235 名胎头吸引术失败率与 AoP（使用吸引器之前）间的关系。其中 30（12%）人吸引失败，剩余的 205 人则成功。胎头吸引术失败组 AoP 中位数明显较小（136.6° vs 145.9°）；但两组胎头先露高度阴道指检结果没有差异（2cm vs 2cm）。

其他先露高度指标预测：在 52 例接受胎头吸引术分娩的枕前位孕妇中，胎头向上、MLA ＜ 45° 和 AoP ＞ 120° 是手术成功的重要超声预测因素。Cuerva 等评估了超声检查对 30 例非枕后位胎儿产钳分娩结果中的预测作用。他们发现 AoP 越小，PD 越短，失败的风险就越大。AoP ＜ 138° 和 PD ＜ 4.8cm 是 9 类复杂过程（定义为需要 3 次以上的吸引、助产失败，或产妇 / 新生儿创伤）的最有效预测因子。一项欧洲的前瞻性研究中，研究人员对第二产程进展缓慢的一组孕妇进行了经会阴超声和胎头吸引术持续时间的评估。在纳入研究的 222 名女性中，HPD ≤ 25mm 的孕妇胎头吸引术的持续时间明显缩短。HPD ≤ 35mm 的孕妇剖宫产率明显低于 HPD ＞ 35mm 的孕妇（3.9%vs22.0%，*P* ＜ 0.01），如果 HPD ＞ 35mm 并且为枕后位，则剖宫产率为 35%。此外，通过胎头吸引术分娩且 HPD ＞ 35mm 的婴儿中，脐动脉 pH ＜ 7.1 的发生率明显更高。一项纳入 659 名孕妇的前

☆ ☆ ☆ ☆

瞻性队列研究在手术助产的阴道分娩之前测量了 HPD（在该研究中称为会阴 - 颅骨距离）。通过调整胎次、先露类型和巨大胎儿后，HPD ≥ 40mm 与胎头吸引术实施困难的发生率显著相关（比值比：2.38；95%CI：1.51 ～ 3.74；P=0.000 2）。基于受试者操作特性曲线分析，超声检查得出的会阴 - 颅骨距离比阴道指检更能准确地预测难以成功的手术助产的阴道分娩病例（P=0.036）。

四、小结

尽管研究表明，超声检查比临床检查更精确且可重复性更高，但在产程活跃期中，超声检查尚未被广泛使用。超声检查可客观测量并精确记录检查结果，在产程中可以使用几个超声参数来重点评估胎头先露高度和方位。以下为国际妇产超声学会（ISUOG）2018 年的产时超声指南对目前产时超声检查的建议。

1. 胎头先露高度可以客观地测量，例如测量 AoP 或 HPD，从而评估当前状态和作为纵向测量的基线，还可以帮助预测手术助产的阴道分娩是否可能成功。胎头先露高度应通过经会阴而非经腹超声检查进行评估。HPD 可以直接测量且可重复。AoP（以度为单位）和以厘米为单位的胎头先露高度（介于 -3cm 到 +5cm 之间）相同（可以直接转换），并且有将超声数据与常规的触诊评估结果关联起来的可能。 HPD 和 AoP/ 胎头先露高度呈线性相关（适用于胎头先露高度较高时，如，0 到 +1 之间）。

2. 经腹超声检查比阴道指检更能准确地评估胎儿头部（和脊柱）方位。怀疑产程延长或停滞时，了解胎头方位很重要。在手术助产的阴道分娩前了解胎头方位非常重要。

3. 通过经会阴横向超声检查评估 MLA，可能有助于确定是否可以安全地尝试手术助产的阴道分娩。

4. 通过经会阴超声检查评估胎儿头部方向，可能有助于决定是否可以安全地尝试手术助产的阴道分娩。

分娩时的超声评估可能特别适用于以下两种情况：

● 怀疑第一或第二产程延长或停滞。建议通过经会阴超声检查测量 AoP 或 HPD，并经腹超声检查评估胎头方位。

● 有进行手术助产的阴道分娩的潜在需求。建议通过经腹超声检查评估胎头方位，并建议通过经会阴超声检查测量胎头先露高度。预测手术结果的最可靠的超声参数是 HPD 和 AoP。MLA 和（或）胎头方向也可用于进一步预测吸引术成功的可能性。